U0336806

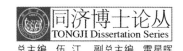

总主编 伍 江　副总主编 雷星晖

徐大春　徐亚伟　胡大一　著

细胞外超氧化物歧化酶在野百合碱与低氧诱导的
肺动脉高压模型中的作用研究

The Role of EcSOD in MCT-Induced and Hypoxic-Induced
Pulmonary Artery Hypertension

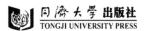
同济大学 出版社
TONGJI UNIVERSITY PRESS

内容提要

本书使用细胞外超氧化物歧化酶 SOD3 基因突变小鼠与基因敲除小鼠,分别使用野白合碱皮下注射与低氧诱导建立肺动脉高压模型,研究 SOD3 保护肺动脉高压血管重构的作用,旨在探讨 SOD3 在肺动脉高压发生、发展中的作用。

图书在版编目(CIP)数据

细胞外超氧化物歧化酶在野百合碱与低氧诱导的肺动脉高压模型中的作用研究 / 徐大春,徐亚伟,胡大一著
. —上海:同济大学出版社,2019.10
(同济博士论丛/伍江总主编)
ISBN 978 - 7 - 5608 - 8795 - 1

Ⅰ. ①细… Ⅱ. ①徐… ②徐… ③胡… Ⅲ. ①超氧化物歧化酶—作用—野百合碱—研究②超氧化物歧化酶—作用—肺性高血压—药物疗法—研究 Ⅳ. ①R979.1
②R544.105

中国版本图书馆 CIP 数据核字(2019)第 245837 号

细胞外超氧化物歧化酶在野百合碱与低氧诱导的肺动脉高压模型中的作用研究

徐大春　　徐亚伟　　胡大一　著

出 品 人　华春荣　　　责任编辑　陈红梅　蒋卓文
责任校对　徐春莲　　　封面设计　陈益平

出版发行　同济大学出版社　　www.tongjipress.com.cn
　　　　　(地址:上海市四平路 1239 号　邮编:200092　电话:021 - 65985622)
经　　销　全国各地新华书店
排版制作　南京展望文化发展有限公司
印　　刷　浙江广育爱多印务有限公司
开　　本　787 mm×1092 mm　　1/16
印　　张　5.5
字　　数　110 000
版　　次　2019 年 10 月第 1 版　　2019 年 10 月第 1 次印刷
书　　号　ISBN 978 - 7 - 5608 - 8795 - 1

定　　价　55.00 元

"同济博士论丛"编写领导小组

组　　　长：杨贤金　钟志华

副　组　长：伍　江　江　波

成　　　员：方守恩　蔡达峰　马锦明　姜富明　吴志强
　　　　　　徐建平　吕培明　顾祥林　雷星晖

办公室成员：李　兰　华春荣　段存广　姚建中

"同济博士论丛"编辑委员会

袁万城　莫天伟　夏四清　顾　明　顾祥林　钱梦骉
徐　政　徐　鉴　徐立鸿　徐亚伟　凌建明　高乃云
郭忠印　唐子来　阎耀保　黄一如　黄宏伟　黄茂松
戚正武　彭正龙　葛耀君　董德存　蒋昌俊　韩传峰
童小华　曾国荪　楼梦麟　路秉杰　蔡永洁　蔡克峰
薛　雷　霍佳震

秘书组成员：谢永生　赵泽毓　熊磊丽　胡晗欣　卢元姗　蒋卓文

总　序

　　在同济大学110周年华诞之际，喜闻"同济博士论丛"将正式出版发行，倍感欣慰。记得在100周年校庆时，我曾以《百年同济，大学对社会的承诺》为题作了演讲，如今看到付梓的"同济博士论丛"，我想这就是大学对社会承诺的一种体现。这110部学术著作不仅包含了同济大学近10年100多位优秀博士研究生的学术科研成果，也展现了同济大学围绕国家战略开展学科建设、发展自我特色，向建设世界一流大学的目标迈出的坚实步伐。

　　坐落于东海之滨的同济大学，历经110年历史风云，承古续今、汇聚东西，秉持"与祖国同行、以科教济世"的理念，发扬自强不息、追求卓越的精神，在复兴中华的征程中同舟共济、砥砺前行，谱写了一幅幅辉煌壮美的篇章。创校至今，同济大学培养了数十万工作在祖国各条战线上的人才，包括人们常提到的贝时璋、李国豪、裘法祖、吴孟超等一批著名教授。正是这些专家学者培养了一代又一代的博士研究生，薪火相传，将同济大学的科学研究和学科建设一步步推向高峰。

　　大学有其社会责任，她的社会责任就是融入国家的创新体系之中，成为国家创新战略的实践者。党的十八大以来，以习近平同志为核心的党中央高度重视科技创新，对实施创新驱动发展战略作出一系列重大决策部署。党的十八届五中全会把创新发展作为五大发展理念之首，强调创新是引领发展的第一动力，要求充分发挥科技创新在全面创新中的引领作用。要把创新驱动发展作为国家的优先战略，以科技创新为核心带动全面创新，以体制机制改革激发创新活力,以高效率的创新体系支撑高水平的创新型国家建设。作为人才培养和科技创新的重要平台,大学是国家创新体系的重要组成部分。同济大学理当围绕国家战略目标的实现,作出更大的贡献。

大学的根本任务是培养人才,同济大学走出了一条特色鲜明的道路。无论是本科教育、研究生教育,还是这些年摸索总结出的导师制、人才培养特区,"卓越人才培养"的做法取得了很好的成绩。聚焦创新驱动转型发展战略,同济大学推进科研管理体系改革和重大科研基地平台建设。以贯穿人才培养全过程的一流创新创业教育助力创新驱动发展战略,实现创新创业教育的全覆盖,培养具有一流创新力、组织力和行动力的卓越人才。"同济博士论丛"的出版不仅是对同济大学人才培养成果的集中展示,更将进一步推动同济大学围绕国家战略开展学科建设、发展自我特色、明确大学定位、培养创新人才。

面对新形势、新任务、新挑战,我们必须增强忧患意识,扎根中国大地,朝着建设世界一流大学的目标,深化改革,勠力前行!

万　钢

2017 年 5 月

论丛前言

承古续今，汇聚东西，百年同济秉持"与祖国同行、以科教济世"的理念，注重人才培养、科学研究、社会服务、文化传承创新和国际合作交流，自强不息，追求卓越。特别是近 20 年来，同济大学坚持把论文写在祖国的大地上，各学科都培养了一大批博士优秀人才，发表了数以千计的学术研究论文。这些论文不但反映了同济大学培养人才能力和学术研究的水平，而且也促进了学科的发展和国家的建设。多年来，我一直希望能有机会将我们同济大学的优秀博士论文集中整理，分类出版，让更多的读者获得分享。值此同济大学 110 周年校庆之际，在学校的支持下，"同济博士论丛"得以顺利出版。

"同济博士论丛"的出版组织工作启动于 2016 年 9 月，计划在同济大学 110 周年校庆之际出版 110 部同济大学的优秀博士论文。我们在数千篇博士论文中，聚焦于 2005—2016 年十多年间的优秀博士学位论文 430 余篇，经各院系征询，导师和博士积极响应并同意，遴选出近 170 篇，涵盖了同济的大部分学科：土木工程、城乡规划学（含建筑、风景园林）、海洋科学、交通运输工程、车辆工程、环境科学与工程、数学、材料工程、测绘科学与工程、机械工程、计算机科学与技术、医学、工程管理、哲学等。作为"同济博士论丛"出版工程的开端，在校庆之际首批集中出版 110 余部，其余也将陆续出版。

博士学位论文是反映博士研究生培养质量的重要方面。同济大学一直将立德树人作为根本任务，把培养高素质人才摆在首位，认真探索全面提高博士研究生质量的有效途径和机制。因此，"同济博士论丛"的出版集中展示同济大学博士研究生培养与科研成果,体现对同济大学学术文化的传承。

"同济博士论丛"作为重要的科研文献资源,系统、全面、具体地反映了同济大学各学科专业前沿领域的科研成果和发展状况。它的出版是扩大传播同济科研成果和学术影响力的重要途径。博士论文的研究对象中不少是"国家自然科学基金"等科研基金资助的项目,具有明确的创新性和学术性,具有极高的学术价值,对我国的经济、文化、社会发展具有一定的理论和实践指导意义。

"同济博士论丛"的出版,将会调动同济广大科研人员的积极性,促进多学科学术交流、加速人才的发掘和人才的成长,有助于提高同济在国内外的竞争力,为实现同济大学扎根中国大地,建设世界一流大学的目标愿景做好基础性工作。

虽然同济已经发展成为一所特色鲜明、具有国际影响力的综合性、研究型大学,但与世界一流大学之间仍然存在着一定差距。"同济博士论丛"所反映的学术水平需要不断提高,同时在很短的时间内编辑出版110余部著作,必然存在一些不足之处,恳请广大学者,特别是有关专家提出批评,为提高同济人才培养质量和同济的学科建设提供宝贵意见。

最后感谢研究生院、出版社以及各院系的协作与支持。希望"同济博士论丛"能持续出版,并借助新媒体以电子书、知识库等多种方式呈现,以期成为展现同济学术成果、服务社会的一个可持续的出版品牌。为继续扎根中国大地,培育卓越英才,建设世界一流大学服务。

伍 江

2017 年 5 月

前　言

　　本书旨在探讨细胞外超氧化物歧化酶（SOD3）在肺动脉高压发生、发展中的作用。方法：选取体重（120～140 g）、年龄（5～6 周龄）健康雄性 SOD3^{E124D}基因突变型大鼠与盐敏感性大鼠，以及体重（26～30 g）、年龄（10～14 周）健康雄性 SOD3 基因敲除（KO）小鼠与 C57BL/6 品系野生型小鼠为实验对象。

　　大鼠与小鼠分别使用皮下注射野百合碱与低氧方法建立肺动脉高压模型，即分为大鼠组：SOD3^{E124D}基因突变型亚组（SOD3^{E124D} - control）、SOD3^{E124D}基因突变型野百合碱注射肺动脉高压亚组（SOD3^{E124D}- PAH）、野生型大鼠对照亚组（WT - control）、野生型野百合碱注射肺动脉高压亚组（WT - PAH）；小鼠组：SOD3 基因敲除小鼠亚组（KO - sham）、SOD3 基因敲除小鼠缺氧亚组（KO - Hypoxia）、野生型小鼠对照亚组（WT - sham）、野生型小鼠缺氧亚组（WT - Hypoxia）。所有实验动物均在 3 周后进行有创血流动力学测定，评价右心室收缩末压（肺动脉收缩压）；大体组织学分析左心室、右心室、肺、肝脏及脾脏重量与右心肥厚指数等；肺组织 HE 与肺动脉平滑肌 a - SM 免疫荧光染色评价肺动脉肌化血管百分比；大鼠右心室心肌组织 WGA 染色与天狼星红苦味酸染色分别评价右心室心肌细胞大小与心肌纤维化程度;采用 Western Blotting 技术检测大鼠肺组织 SOD1、SOD2 与 3-NT 蛋白表达水平,并测定大鼠肺组织 SOD 活性、氧化标志物(TBARS)水平与肺总抗氧化能力;最后应用 SOD 类似剂腹腔注射观察其在肺动脉高压大鼠模型中的治疗效果。

肺组织 SOD 活性测定结果显示 SOD3^{E124D} 基因突变型大鼠肺总 SOD 活性下降,其中主要表现为 SOD3 活性下降(SOD3^{E124D} vs WT,$P<0.05$);并且大鼠野百合碱注射后肺组织 SOD3 活性均进一步下降(SOD3^{E124D}-PAH vs WT-PAH,$P<0.05$)。大鼠与小鼠血流动力学及大体组织形态学检测结果显示:在正常生理情况下,SOD3^{E124D} 基因突变型大鼠与 SOD3 基因敲除小鼠未见右心室收缩末压(肺动脉收缩压)升高及右心肥厚;但是,大鼠野百合碱皮下注射(WT-PAH vs WT-control 与 SOD3^{E124D}-PAH vs SOD3^{E124D}-control,$P<0.05$)与小鼠缺氧(WT-Hypoxia vs WT-sham 与 KO-Hypoxia vs KO-sham,$P<0.05$)均发生肺动脉高压及右室心肌肥厚,并且出现大鼠 SOD3^{E124D}-PAH 组、小鼠 KO-Hypoxia 组,右心室收缩末压与右心肥厚指数分别比 WT-PAH 组大鼠、WT-Hypoxia 组小鼠进一步升高($P<0.05$);此外,肺血管肌化百分比(大鼠与小鼠)、右室心肌纤维化(大鼠)及右室心肌细胞面积(大鼠)也均伴随肺动脉高压的发生发展在对应组中呈现相应升高。

另外,大鼠肺组织氧化与抗氧化能力检测结果显示:野百合碱皮下注射引起 WT-PAH 组与 SOD3^{E124D}-PAH 组大鼠肺总抗氧化能力下降,而肺组织 3-NT 蛋白表达与氧化标志物(TBARS)水平均较相应的对照组(WT-control 与 SOD3^{E124D}-control 组)明显升高($P<0.05$);其中,与 WT-PAH 组比较,SOD3^{E124D}-PAH 组大鼠肺组织的 3-NT 与

TBARS 升高更显著($P<0.05$)。大鼠 SOD 类似剂抗氧化治疗 3 周改善肺动脉高压组的右室收缩末压、右室肥厚指数及肺动脉肌化血管百分比($SOD3^{E124D}-PAH$ vs $SOD3^{E124D}+PAH+M$,$P<0.05$)。

最终得出结论是：内源性 SOD3 在正常生理情况下未见明显的肺动脉血管保护作用,但可以遏制氧化应激情况下(野百合碱与低氧)肺动脉高压的发生发展。

目 录

第 1 章

引 言

1.1 研 究 背 景

肺动脉高压(Pulmonary arterial hypertension,PAH)是一种以肺血管床内膜细胞增生、中层肥厚、外膜增殖/纤维化,并有肺小动脉闭塞、肺动脉压与肺血管阻力进行性升高为主要特征,最终导致右心衰的综合征。世界卫生组织(WHO)肺动脉高压的诊断标准(2005 年)为静息状态下平均肺动脉压(PAP)>25 mmHg、运动时>30 mmHg、肺血管阻力(PVR)>3 Wood 单位,并且肺血管毛细嵌顿压少于 15 mmHg。由于其病因复杂、进展迅速、缺乏有效的治疗措施,一年死亡率可达 15%[1]。因此阐明肺动脉高压的分子机制,并寻找治疗肺动脉高压的有效靶点尤为重要。

近年来,肺动脉高压的发病机制研究取得了一些重大进展,主要涉及以下几个方面[1]:

(1)肺血管内皮细胞损伤:5-羟色胺、内皮素、血栓素与一氧化氮(NO)、前列环素等血管舒缩因子分泌失衡。

(2)肺动脉平滑肌细胞异常收缩与增殖:低氧介导电压门控钾通

道(Kv)、经典瞬时受体电位通道蛋白(TRPC)与 L 形钙通道导致细胞外钙内流增加,或者细胞钙敏感性增加,肺动脉异常收缩,导致肺动脉高压;而肺血管平滑肌细胞增殖主要涉及如下通路:RhoA/ROCK、蛋白激酶 C(PKC)细胞通路,也与 mTOR、PPARγ 等通路异常相关[2]。

(3)外膜纤维化:肺动脉血管外膜弹性蛋白酶、基质金属蛋白酶等分泌失调,使细胞外基质积聚增加,促进血管重构。

另外,炎症与凋亡,如前 B 细胞集落促因子与存活素可能参与了肺动脉高压的发生发展;骨形成蛋白-Ⅱ型受体(BMPR-Ⅱ)基因突变后可表达未成熟或无功能的 BMPR-Ⅱ,致下游的信号通路阻断,肺动脉平滑肌细胞过度增生,导致肺动脉高压。最近研究认为氧化应激参与肺动脉高压血管内膜、中层与外膜病变[1,3,4]。

1.2 氧化应激、活性氧簇与超氧化物歧化酶简介

1.2.1 氧化应激与活性氧簇简介

分子氧(O₂)为细胞基本生命活动所必需,然而伴随着氧分子的还原代谢,生成活性氧簇(Reactive oxygen species,ROS),主要包括超氧阴离子、过氧化氢与羟自由基。机体存在着抗氧化系统,其中抗氧化酶主要包括超氧化物歧化酶、过氧化氢酶与谷胱甘肽过氧化物酶。当代研究认为,细胞的氧化还原状态是细胞存活、增殖、分化与凋亡的决定因素。在生理情况下,机体通过抗氧化系统清除这些活性氧簇趋向氧化还原平衡状态。但是,在低氧等病理环境下,活性氧簇产生过多,氧化自由基等清除减少,体内氧化与抗氧化系统失衡导致氧化应激。氧化应激被认为是机体衰老与疾病的重要因素。

1.2.2 超氧化物歧化酶简介

超氧化物歧化酶(Superoxide dismutase,SOD)是机体内存在的重要抗氧化酶,主要有 3 个功能:其一,SOD 减少超氧化物介导的细胞毒性,例如灭活线粒体顺乌头酸酶与延胡索酸酶;其二,保护 NO 生物多效性及 NO 介导的细胞信号,减少过亚硝酸盐生成;其三,形成过氧化氢,起类似于 NO 信号分子作用[3]。

真核细胞内存在两类超氧化物歧化酶:Cu/Zn‐SOD(SOD1)和Mn‐SOD(SOD2)。SOD1 是主要的细胞内 SOD,其分子量为 18 kD,以双亚基形式存在,主要位于细胞浆、细胞核。SOD2 分子量为 25 kD,以4 亚基形式存在,主要位于线粒体基质。SOD1 与 SOD2 分别担负着这些部位艰巨的清除超氧化物的作用[3]。1982 年,Marklund 发现了第 3种 SOD 并命名为细胞外 SOD(ecSOD 或 SOD3),主要由血管平滑肌细胞生成并分泌到细胞外的基质中,结合在血管内皮细胞表面与细胞外基质的聚阴离子上,如肝素与硫酸乙酰肝素等。这三种 SOD 表达水平存在物种及脏器差异。例如,在小鼠与人主动脉,SOD1、SOD2 分别占50%~80%与 2%~12%的活性比例,其余为 SOD3 所为。因而 SOD3被认为是人类肺脏及血管最重要的抗氧化酶之一[4,5],在心血管及肺疾病中备受关注。最近流行病学研究及荟萃分析发现,细胞外超氧化物歧化酶 R231G 单核苷酸多态性(SNP)导致酶活性下降,丧失血管保护作用,与高血压、缺血性心脏病、严重的冠心病及心肌梗死密切相关[5]。

1.3 氧化应激与超氧化物歧化酶异常导致肺动脉高压发病机制的研究现状

1.3.1 氧化应激导致肺动脉高压的相关机制

氧化还原反应学说认为生理状态下,低浓度活性氧簇(ROS)调节细胞正常信号通路与转录因子活性;中等量 ROS 致使血管平滑肌细胞增生肥厚;而大量堆积的 ROS 则引起细胞凋亡。近期研究证实,大量的超氧阴离子与其他活性氧簇,有助于特发性肺动脉高压(IPAH)与继发于肺血流增加的肺动脉高压(PPHN)的发生与发展[6,7]。ROS 导致肺动脉高压发病机制可能如下:① ROS 抑制内皮细胞前列环素形成并损伤内皮型一氧化氮合酶(eNOS)活性;② ROS 激活 VEGF、PAF 与 MAPK 信号通路,从而导致血管重构[8];③ ROS 下调细胞 Bcl-2、上调 Mfn-2 与 cyclin D1,促进细胞增殖[9];④ ROS 激活基质金属蛋白酶,导致细胞外基质重构、血管外膜纤维化[10]。

过氧化氢是其中重要的 ROS,由于易于进入细胞,较超氧阴离子更具细胞毒性,在细胞收缩与增殖中发挥关键作用。目前已被证实,在低溶度情况下即可通过多条信号通路介导肺动脉平滑肌细胞收缩。例如,过氧化氢可激活 PDGF 受体;过氧化氢也可激活利阿诺定受体导致细胞内钙离子升高、肺动脉收缩[11]。除此之外,在大鼠肺动脉平滑肌细胞培养实验中,外源性过氧化氢干预可导致肺小动脉持久收缩[12]。

总之,已经初步阐明 ROS 通过调控 RhoA/ROCK 细胞通路、蛋白激酶C(PKC)细胞通路,介导电压门控钾通道(Kv)、经典瞬时受体电位通道蛋白(TRPC)与 L 形钙通道导致细胞外钙内流增加,或者细胞钙敏感性增加,肺动脉异常收缩,出现肺动脉高压。这些研究均表明,细胞

ROS 参与肺动脉高压的发生、发展,临床早期干预 ROS 生成将是遏制肺动脉高压血管重构极为有效的策略。

1.3.2 超氧化物歧化酶异常导致肺动脉高压的相关机制

近期研究发现,在羔羊主肺动脉分流肺动脉高压模型中,肺组织 SOD1、SOD2 与 CAT 表达水平与活性下降,SOD3 不变,ROS 与过氧化氢显著增加,提示肺抗氧化酶表达与肺动脉血流明显相关[13]。大鼠野百合碱皮下注射诱导的肺动脉高压模型中,肺组织 SOD3 与 NO 下降、MDA 明显上升[14]。另外,在大鼠缺氧肺动脉高压模型与肺动脉高压患者,也发现有 SOD2 与 SOD3 表达水平及活性下降[15]。而气管内给予人重组 SOD3 则降低大鼠野百合碱注射诱导的肺动脉高压模型与 PPHN 模型中的肺动脉压,并遏制血管重构[14,15]。最新研究发现,FHR 及肺动脉高压患者普遍存在肺动脉内皮及平滑肌细胞 SOD2 基因甲基化现象,导致 SOD2 活性下降,削弱过氧化氢介导的氧化还原信号,激活 HIF-1a,导致一种细胞促增殖,而凋亡抑制的病理状态[16,17]。这种甲基化现象与 DNA 甲基转移酶及组蛋白脱乙酰酶等异常相关,并有肺动脉特异性,这可能是自发性与特发性肺动脉高压(IPAH)一个潜在的新机制[18]。另外,在人与 FHR 肺动脉高压平滑肌细胞中,SOD2 siRNA 导致过氧化氢生成下降,Kv1.5 通道表达下调,胞浆钙上升;而 SOD2 表达增加导致过氧化氢上升,细胞增殖下降。同样,小鼠 SOD2 基因敲除导致正常肺动脉血管平滑肌细胞内源性过氧化氢生成减少,HIF-1a 激活[16]。Archer 等推断削弱的线粒体功能,通过线粒体-ROS-HIF-1a-Kv1.5 通路直接调节肺循环舒缩功能及结构改变[19]。这种血管收缩反应可以被外源性 SOD 类似剂缓解[20]。另外,Tempol 与 EUK-134(SOD 类似剂)也可遏制大鼠慢性缺氧与野百合碱皮下注射诱导的肺动脉高压右室心肌肥厚与纤维化[21,22]。这些研究均表明,SOD2 与 SOD3

在肺动脉高压发生发展中的重要作用。

1.4　本课题的理论意义和应用价值

本课题研究使用 SOD3 基因突变大鼠与基因敲除小鼠,分别利用野百合碱皮下注射与低氧诱导的肺动脉高压模型,研究 SOD3 保护肺动脉高压血管重构的作用,将深化认识氧化应激促进肺动脉高压发生发展的机制,增进对 ROS 调控肺动脉平滑肌细胞增生肥厚分子机制的认识,为下一步研究肺动脉高压血管重构发病机制奠定基础,并可能为肺动脉高压的防治开拓新思路和提供理论依据。

第2章

材料与方法

2.1 材 料 与 试 剂

2.1.1   主要设备与产地

    （1）体外手术显微镜   日本 Olympus 公司

    （2）温控手术台   美国 WPI 公司

    （3）37℃烘箱   美国 Fisher Scientific 公司

    （4）−80℃低温冰箱   美国 Thermo Forma 公司

    （5）−20℃低温冰箱   美国通用电子公司

    （6）60℃烘箱   美国 Fisher Scientific 公司

    （7）台式水平离心机   德国 Eppendorf‐5810R 公司

    （8）AA‐200 型电子天平   美国 Denver Instrumol 公司

    （9）电子分析天平 FA1004   美国 OHAUS 公司

    （10）AEL‐40SM 电子天平   日本岛津公司

    （11）荧光显微镜   美国 Zeeis 公司

    （12）普通光学显微镜   美国 Zeeis 公司

    （13）激光共聚焦显微镜   美国 Zeeis 公司

（14）石蜡切片机　　　　　　　　　　德国 Leica 公司

（15）低温高速离心机　　　　　　　　美国 ThermoForma 公司

（16）图像处理软件　　　　　　　　　加拿大 Corel 公司

（17）微量移液枪　　　　　　　　　　德国 Eppendorf 公司

（18）90 - 2 型磁力搅拌器　　　　　　德国 Eppendorf 公司

（19）MPV400 电生理记录仪　　　　　加拿大 Scisense 公司

（20）生物信号采集处理系统　　　　　加拿大 Scisense 公司

（21）小动物超声测定系统　　　　　　加拿大 VisualSonics™

（22）大鼠呼吸机　　　　　　　　　　美国 Kent Scientific 公司

（23）小动物麻醉机　　　　　　　　　加拿大 Visualsonics 公司

（24）小鼠呼吸机　　　　　　　　　　美国 Harvard 公司

（25）1.2F PV 导管　　　　　　　　　加拿大 Scisense 公司

（26）显微手术器械　　　　　　　　　美国 WPI 公司

（27）超微量分光光度计　　　　　　　美国 NanoDrop 公司

（28）低压氧舱　　　　　　　　　　　美国 Minnesota VA

（29）紫外凝胶成像系统　　　　　　　法国 Vilber 公司

（30）FLUOSTAR OMEGA 酶标仪　　美国 BMG LABTECH 公司

2.1.2　主要药品与试剂及产地

（1）100％乙醇（配制成各种浓度梯度）　美国 Sigma 公司

（2）野百合碱　　　　　　　　　　　美国 Sigma 公司

（3）胎牛血清　　　　　　　　　　　美国 Hyclone 公司

（4）10％福尔马林溶液　　　　　　　美国 Sigma 公司

（5）苏木素　　　　　　　　　　　　美国 Sigma 公司

（6）天狼星红染色液　　　　　　　　美国 Sigma 公司

（7）二甲苯　　　　　　　　　　　　美国 Sigma 公司

（8）伊红　　　　　　　　　　　　　　　　　　美国 Sigma 公司

（9）兔抗小鼠 α - smooth muscle actin 一抗　　　美国 Sigma 公司

（10）SOD1 一抗　　　　　　　　　　　　　　美国 Santa cruz 公司

（11）SOD2 一抗　　　　　　　　　　　　　　美国 Santa cruz 公司

（12）SOD3 一抗　　　　　　　　　　　　　　美国 Lifespan 公司

（13）硝基络氨酸（3 - NT）一抗　　　　　　　　美国 Milipore 公司

（14）GAPDH 一抗　　　　　　　　　　　　　美国 Sigma 公司

（15）Mn（Ⅲ）TMPyP　　　　　　　　　　　　Cayman Chemical

（16）FITC - conjugated wheat germ agglutinin　　　Invitrogen

（17）SOD 活性试剂盒　　　　　　　　Cayman Chemical Company

（18）肺抗氧化能力试剂盒　　　　　Oxford Biomedical Research

（19）异氟烷　　　　　　　　　　　　　　　　美国 Sigma 公司

2.1.3　主要溶液配制

（1）PBS 缓冲液（0.01 mol/L PBS，pH 值 7.4）

NaCl 8.00 g

KCl 0.20 g

Na_2HPO_4 1.44 g

KH_2PO_4 0.24 g

加双蒸水定容至 1 000 ml，酸碱滴定至 pH 值 7.4 用孔径 0.22 μm 微孔滤膜过滤除菌，4℃环境下保存备用。

（2）BSA 封闭液的成分为：

等渗 PBS

3% BSA

0.01% Sodium azide

（3）PES 液的成分为（mmol/L）

NaCl 1.44 g

KCl 5.8 g

$MgCl_2$ 1.2 g

$CaCl_2$ 2.5 g

Glucose 11.1 g

HEPES(pH 值 7.4)

（4）EDTA 消化液

用 0.01 mol/L PBS 缓冲液配制终浓度为 1.0 mmol/L EDTA(w/v)的消化溶液，过滤除菌，4℃环境下保存备用。

（5）Tris-Glycin 缓冲液(pH 值 8.3)

25 mM Tris

250 mM Glycin

0.1% SDS

（6）转移缓冲液

48 mM Tris

39 mM Glycin

0.037% SDS

20%甲醇

（7）Loading buffer 缓冲液

50 mM Tris. Cl (pH 值 6.8)

100 mM DTT

2% SDS

0.1 mM 溴酚蓝

10%甘油

（8）悬浮缓冲液

0.1 M Nacl

0.01 M Tris. Cl（pH 值 7.6）

0.001 M EDTA（pH 值 8.0）

1 μg/ml Aprotinin

10 μg/ml PMSF

（9）单去污裂解缓冲液

50 mM Tris. Cl（pH 值 8.0）

150 mM Nacl

0.02% 叠氮钠

1 μg/ml Aprotinin

100 μg/ml PMSF

1% Triton X - 100 或 NP - 40

（10）牛奶封闭液

4%（w/v）去脂奶粉溶于 0.1 M PBS

0.01% Tween 20

0.02% 叠氮钠

（11）HEPES 缓冲液

1 mM EGTA

210 mM mannitol

70 mM sucrose

（12）组织抗原修复液

Tris 10 mM

EDTA 1 mM

加双蒸水定容至 1 000 ml,酸碱滴定至 pH 值 9.0,4℃保存备用。

（13）野百合碱注射液的配制

称取野百合碱粉剂 400 mg,加入双蒸水 18 ml,加 0.1 M 的盐酸数滴,酸性环境下震荡溶解,NaOH 调整 pH 值至 7.4,加入双蒸水至

20 ml,配制终浓度为 20 mg/ml。

2.2　实　验　方　法

2.2.1　实验动物及肺动脉高压模型建立

（1）实验动物

SOD3^{E124D}基因突变型大鼠（SS－SOD3^{m1Mcwi}）与盐敏感性大鼠（Dahl/Salt Sensitive）为美国威斯康星大学医学院 Charles River 实验室赠送。由于 SOD3^{E124D}基因突变型大鼠以盐敏感性大鼠为背景建立，所以盐敏感性大鼠被作为对照组（WT）。所有入组动物均双蒸水饮食。SOD3 基因敲除（KO）小鼠与 C57BL/6 品系小鼠购自美国 Jackson 实验室。所有动物实验均经美国明尼苏达大学动物使用与管理委员会批准。

（2）建立大鼠野百合碱（MCT）皮下注射诱导的肺动脉高压模型

取 5～6 周龄（体重 120～140 g）的健康雄性 SOD3^{E124D}基因突变型大鼠与盐敏感性大鼠，分别皮下注射野百合碱（40 mg/kg，Sigma 公司）。假手术组（Control）以同样的方法皮下注射双蒸水。待大鼠苏醒后送回 SPF 动物饲养室。之后大鼠自由摄食、饮水。每周测量体重，观察大鼠生长情况，包括毛发、饮水、食物、活动等变化。

实验分组如下：

对照组（Control 组）包括盐敏感性大鼠（WT－control）与 SOD3^{E124D}基因突变型大鼠（SOD3^{E124D}－control）各 10 只；PAH 模型组包括盐敏感性大鼠（WT－PAH）与 SOD3^{E124D}基因突变型大鼠（SOD3^{E124D}－PAH）各 10 只；另外随机入选 6 只 SOD3^{E124D}基因突变型大鼠，皮下注射野百合碱后设立 SOD3 类似剂治疗组（SOD3^{E124D}＋PAH＋T）。治疗方法见下。

（3）建立小鼠低氧诱导的肺动脉高压模型

取体重（26～30 g）、年龄（10～14 周）健康雄性 SOD3 基因敲除小鼠（SOD3 - KO）与野生型 C57BL/6 品系小鼠（WT）为实验对象。入舱前测量体重并标记，之后同时进入低压氧舱，氧浓度从 16.9%（第一天）开始逐渐下降，先后经 14%（第三天）、12%（第五天）、下降到 10%（第七天），之后 10% 氧气维持 2 周。低压氧舱每周打开一次换水，换笼及食物并称重，所有这些程序要求在 10 分钟内完成。对照组 C57BL/6 品系小鼠（Sham）在常压环境下饲养。所有小鼠每周测量体重，观察小鼠生长情况，包括毛发、饮水、食物、活动等变化。

实验分组如下：

对照组（Sham 组）包括野生型 C57BL/6 品系小鼠（WT - sham）与 SOD3 基因敲除小鼠（KO - sham）各 10 只；Hypoxia 模型组包括野生型 C57BL/6 品系小鼠（WT - Hypoxia）与 SOD3 基因敲除小鼠（KO - Hypoxia）各 10 只。

（4）SOD3 类似剂干预方法

任意选取 6 只 SOD3^{E124D} 基因突变型大鼠在皮下注射野百合碱后，立即腹腔注射 Mn（Ⅲ）TMPyP（6 mg/kg/day，Cayman Chemical，MI），并持续 3 周。待大鼠苏醒后送回 SPF 动物饲养室。之后大鼠自由摄食、饮水。每周测量体重，观察大鼠生长情况，包括毛发、饮水、食物、活动等变化。

2.2.2　肺循环血流动力学测定

所有大鼠［包括 Mn（Ⅲ）TMPyP 给药组］与小鼠经不同干预处理 3 周后，各组大鼠与小鼠称量体重后气管插管，以 1.5% 异氟烷（30 mg/kg）气管吸入麻醉，分离右侧颈总动脉，经右侧颈总动脉插管（1.2F 导管）记录动脉收缩压（SBP）及舒张压（DBP）、同步记录心率（HR）；之后进入左心室,连接 Scisense 生物信号采集处理系统及 AP－621G 载波放大器,通过 MPV400 型电生理记录仪记录左心室收缩末压(LVESP)、左心室舒张期末压(LVEDP)、左室最大容积、左室最小容积、心输出量、心脏做功与射血分数,将 LVSP 电信号输入微分器描记左心室内压最大上升和下降速率(±dp/dtmax)等;开胸进入右心室测量右室收缩末压、右室舒张末压、等容收缩期右心室压力上升最大速率、等容舒张期右心室压力下降最大速率、右室最大容积、右室最小容积、心输出量、心脏做功与射血分数等。

2.2.3　大体组织学分析

血流动力学检测完毕后,腹主动脉取血约 1 ml,12 000 r/min 离心 20 分钟,取血清,置于−80℃溶器中(冰箱)。取血完毕,用纱布吸干多余血液后摘取肺脏与心脏,分别称肺、各个心房与心室重量,计算右心肥厚指数(右心重量/左心＋室间隔重量),并称量肝、脾、肾重量及胫骨长度;并据此计算右室重量与体重的比值、右房重量与体重的比值、肺脏重量与体重的比值。之后每组大鼠与小鼠选取 5 个肺脏与心脏于 10%甲醛固定,24 小时后心脏置于反拍板上用尼康照相机拍大体心脏形态与横断面心脏,然后石蜡包埋用于组织病理染色。余肺及心脏液氮快速冷冻,置于−80℃冰箱保存。

2.2.4　肺与心肌组织 HE 染色(石蜡切片)

1) 主要溶液配制

(1) 苏木素:甲液:苏木素 1 g 溶于 10 ml 无水乙醇。乙液:硫酸铝钾 20 g 溶于 200 ml 蒸馏水。将甲液倒入乙液中煮沸使其完全混合,加入 0.5 g 碘酸钠震荡溶解煮沸,自然冷却,过滤后使用;

(2) 伊红溶液:伊红 1 g,蒸馏水 100 ml,搅拌混匀充分溶解(冰醋酸

1 滴);

（3）盐酸酒精：浓盐酸 1 ml＋75％酒精 99 ml；

（4）氨水：氨水 0.5—1 ml＋蒸馏水 100 ml 搅拌混匀。

2）染色步骤

（1）取 10％甲醛固定 24 小时的肺与心肌组织标本；

（2）梯度酒精脱水（由低到高分别是 60％，70％，80％，90％，95％，100％）；

（3）二甲苯透明、浸蜡；

（4）石蜡包埋后连续切片（5 μm）；

（5）切片置于 55℃恒温烤温箱烘烤过夜；

（6）切片常规二甲苯脱蜡；二甲苯（Ⅰ）30 min→二甲苯（Ⅱ）30 min

（7）依次经各级乙醇脱水：→100％乙醇 5 min→100％的乙醇 5 min→90％乙醇 5 min→80％乙醇 5 min→70％乙醇 5 min→蒸馏水洗 3 min；

（8）苏木素染色 5 分钟，自来水冲洗；

（9）盐酸乙醇分化 30 秒（提插数下）；

（10）自来水浸泡 15 分钟；

（11）置伊红液 2 分钟；

（12）常规脱水、透明、封片：80％乙醇（Ⅰ）1 min→90％乙醇（Ⅱ）1 min→100％乙醇（Ⅰ）1 min→100％乙醇（Ⅱ）1 min→二甲苯（Ⅰ）1 min→二甲苯（Ⅱ）1 min；

（13）中性树脂封固；

（14）制作好的肺与心肌组织病理切片在光镜下观察并摄片。

2.2.5　大鼠右心室心肌组织天狼星红苦味酸染色

1）主要溶液配制

（1）天狼星红饱和苦味酸液：0.5％天狼星红 10 ml，苦味酸饱和液

90 ml；

（2）Bouin's 盐溶液：苦味酸 0.9 g、甲醛 23.8 ml、冰醋酸 4.8 ml 溶于 71.4 ml 蒸馏水中。

2）染色步骤

（1）取 10%甲醛固定的心肌组织标本，石蜡包埋，将切片（5 μm）常规用二甲苯脱蜡，依次经各级乙醇至水洗：二甲苯（Ⅰ）30 min→二甲苯（Ⅱ）30 min→100%乙醇 5 min→100%的乙醇 5 min→90%乙醇 5 min→80%乙醇 5 min→70%乙醇 5 min→蒸馏水洗 3 min；

（2）Bouin's 盐溶液浸泡 1 小时；

（3）自来水充分冲洗直至黄色褪尽；

（4）天狼星红饱和苦味酸液浸泡 30 分钟；

（5）自来水冲洗 5 分钟；

（6）0.5%冰醋酸浸泡 15 分钟×3 次；

（7）自来水冲洗 5 分钟；

（8）切片常规脱水、透明、封片：80%乙醇（Ⅰ）1 min→90%乙醇（Ⅱ）1 min→100%乙醇（Ⅰ）1 min→100%乙醇（Ⅱ）1 min →二甲苯（Ⅰ）1 min→二甲苯（Ⅱ）1 min；

（9）中性树脂封固；

（10）制作好的心肌组织病理切片在光镜下观察并摄片。

2.2.6　大鼠右心室心肌组织 WGA 染色

1）主要溶液配制

（1）1×磷酸盐缓冲液（PBS,pH 值 7.4）：各 NaCl 8.00 g,KCl 0.20 g,Na_2HPO_4 1.44 g,KH_2PO_4 0.24 g,加双蒸水定容至 1 000 ml,酸碱滴定至 pH 值 7.4,用孔径 0.22 μm 微孔滤膜过滤除菌,4℃保存备用；

（2）组织抗原修复液：Tris 10 mM/EDTA 1 mM,加双蒸水定容至

1 000 ml,酸碱滴定至 pH 值 9.0,4℃环境中保存备用。

2) 染色步骤

(1) 取心肌组织石蜡切片(5 μm),常规用二甲苯脱蜡,依次经各级乙醇至水洗:二甲苯(Ⅰ)30 min→二甲苯(Ⅱ)30 min→100％乙醇 5 min→100％的乙醇 5 min→90％乙醇 5 min→80％乙醇 5 min→70％乙醇 5 min→蒸馏水洗 3 min→PBS 洗 5 min×2 次;

(2) 置于组织抗原修复液高温煮 30 分钟;

(3) 之后自然冷却至室温;

(4) PBS 洗 5 分钟×3 次;

(5) 牛血清封闭液室温封闭 1 小时;

(6) PBS 洗 5 分钟×3 次;

(7) 滴加 FITC 标记的抗小鼠 FITC - WGA(1∶5 000 稀释)室温孵育 30 分钟;

(8) PBS 洗 5 分钟×3 次;

(9) 美国 Invitrogen 公司胶体封片;

(10) 制作好的心肌组织病理切片在荧光显微镜下观察并摄片(激发光 495 nm,发射光 524 nm)。

2.2.7　大鼠肺动脉平滑肌免疫荧光染色

1) 主要溶液配制

(1) 1×磷酸盐缓冲液(PBS,pH 值 7.4):包括各 NaCl 8.00 g,KCl 0.20 g,Na_2HPO_4 1.44 g,KH_2PO_4 0.24 g,加双蒸水定容至 1 000 ml,酸碱滴定至 pH 值 7.4,用孔径 0.22 μm 微孔滤膜过滤除菌,4℃保存备用。

(2) 组织抗原修复液:Tris 10 mM,EDTA 1 mM,加双蒸水定容至 1 000 ml,酸碱滴定至 pH 值 9.0,4℃保存备用。

2) 载玻片处理与切片制作

(1) 新载玻片硫酸液浸泡过夜,流水冲洗,蒸馏水洗涤,置 37℃ 温箱内烘干;

(2) 将烘干的载玻片浸入现配的 1∶50 APES 丙酮液 1 分钟,入纯丙酮溶液洗除未结合的 APES,自然晾干;

(3) 将选好的蜡块切片,厚度为 5 μm,60℃ 温箱烤片 10 小时。

3) 免疫组化染色步骤:

(1) 取肺组织石蜡切片(5 μm),常规用二甲苯脱蜡,依次经各级乙醇至水洗:二甲苯(Ⅰ)30 min→二甲苯(Ⅱ)30 min→100% 乙醇 5 min→100% 的乙醇 5 min→90% 乙醇 5 min→80% 乙醇 5 min→70% 乙醇 5 min→蒸馏水洗 3 min;

(2) PBS 洗 5 分钟×3 次;

(3) 切片置于组织抗原修复液(10 Mm/1 mM 的 Tris/EDTA 缓冲液,pH 值 9.0)高温煮 40 分钟;

(4) 之后自然冷却至室温;

(5) PBS 洗 5 分钟×3 次;

(6) 3% H_2O_2 室温孵育 15 分钟,以消除内源性过氧化物酶的活性;

(7) PBS 洗涤 5 分钟×3 次;

(8) 滴加牛血清封闭液,室温 30 分钟;

(9) 甩去多余血清封闭液,滴加适当比例稀释的一抗(兔抗小鼠 a-SMC,1∶400 稀释),在湿盒内 4℃ 过夜;

(10) PBS 洗涤 5 分钟×3 次;

(11) 滴加 Alexa Fluor555 荧光二抗(使用美国 Invitrogen 公司 A21424),37℃ 孵育 60 分钟;

(12) PBS 洗涤 5 分钟×3 次;

(13) 滴加 DAPI 行细胞核染色(使用美国 Molecular probes 公司

hoechest 33342, trihydrochloride trihydrate 1∶5 000 稀释)10 分钟。每张切片滴加约 20 μl,PBS 洗涤 5 分钟×3 次;

(14) 美国 Invitrogen 公司胶体封片;

(15) 制作好的肺组织病理切片在光镜(激发光 555 nm)下当日观察并摄片。每次染色用 PBS 液代替一抗做阴性对照;

(16) 结果判断:以血管红色荧光为阳性标准。采用 Image - Pro Plus 6.0 图像分析软件对免疫荧光切片进行图像分析,在高倍镜下每张切片随机选取 4 个视野进行灰度测量,取 IOD 的平均值进行结果判断。

2.2.8　大鼠肺组织 Western blotting 技术检测相关蛋白表达水平

血流动力学测定后,取肺组织(左肺)置于液氮冻存后转至−80℃存放。称取冻存肺组织样品 0.2 g,加入组织裂解液,冰上裂解 1 小时,提取细胞内蛋白,BCA 法测定蛋白浓度;配制 12％分离胶和 3％浓缩胶的 SDS -PAGE 凝胶 4℃、100 V 恒压电泳,上样量为 80 μg 蛋白含量,转印到硝酸纤维素(NC)膜上,转膜后 TBST 洗涤后用封闭液 37℃封闭 90 分钟,加入抗体稀释液适当稀释的一抗(SOD1、SOD2 均购自美国 Santa cruz 公司,稀释度 1∶4 000;3 - NT 抗体购于美国 Milipore 公司,稀释度1∶200;GADPH 购于 Sigma 公司),4℃孵育过夜。TBST 洗涤后用封闭液 37℃封闭 90 分钟。加入辣根过氧化物酶(HRP)标记的相应二抗(稀释度 1∶5 000)在 37℃孵育 2 小时。TBST 洗涤后用化学发光法(ECL)显色,扫描后使用凝胶成像系统进行图像分析。

(1) 配制试剂

① 单体贮备液:29.1 g 丙烯酰胺＋0.9 g 甲叉双丙烯酰胺。

先用60 ml 双蒸水溶解至澄清,然后定容至 100 ml,过滤,棕色瓶 4℃保存。

② 双蒸水 500 ml。

③ 分离胶 buffer（pH 值 8.8）：1.5 M Tris‐HCl 9.08 g，Tris＋30 ml 双蒸水，4 M HCl 调 pH 至 8.8，然后双蒸水定容至 50 ml，4℃保存。

④ 浓缩胶 buffer（pH 值 6.8）：1.0 M Tris‐HCl 6.06 g，Tris＋30 ml 双蒸水，4 M HCl 调 pH 值至 6.8，然后双蒸水定容至 50 ml，4℃保存。

⑤ 10％ SDS 溶液：2.5 g SDS＋25 ml 双蒸水，混匀，常温保存。使用前若结晶，用 37℃水浴溶解。

⑥ 10％ AP(过硫酸铵)：0.01 g 过硫酸铵＋0.1 ml 双蒸水，混匀，4℃常温保存。

⑦ TEMED 溶液：原液。

（2）不连续 SDS‐PAGE 凝胶的制备

根据被检测蛋白质分子量选择凝胶浓度，本实验所检测的蛋白属于低分子量蛋白质，选择 12％凝胶。先按下表配方配制 12％凝胶，然后灌胶(先灌注分离胶，加保护层，聚合后再灌注浓缩胶，并插入合适的梳子)。

附录 1 Bradford 法检测蛋白浓度(分光光度计测定)

① 标准曲线的绘制：各管按照下表加入试剂

孔 号	0	1	2	3	4	5	6	7
蛋白标准溶液(μL)	0	5	10	20	40	60	80	100
去离子水(μL)	100	95	90	80	60	40	20	0
对应蛋白含量(μg)	0	2.5	5.0	10.0	20.0	30.0	40.0	50.0

② 根据样品数量，按 50 体积 BCA 试剂 A 加 1 体积 BCA 试剂 B(50：1)配制适量 BCA 工作液，充分混匀；

③ 各管加入 1 000 μL BCA 工作液；

④ 各管充分混匀，37℃放置 30 分钟，然后在 562 nm 下比色测定。以蛋白含量(μg)为横坐标，吸光值为纵坐标，绘出标准曲线；

⑤ 稀释待测样品至合适浓度,样品稀释液总体积为 100 μL,加入 BCA 工作液 1 000 μL,充分混匀,37℃放置 30 分钟后,以标准曲线 0 号管做参比,在 562 nm 波长下比色,记录吸光值;

⑥ 根据所测样品的吸光值,在标准曲线上即可查得相应的蛋白含量(μg),除以样品稀释液总体积(100 μL),乘以样品稀释倍数即为样品实际浓度(单位:μg/μL)。

附录 2　SDS－PAGE 胶的配制

(1) 30%(W/V) Acrylamide 的配制

① 称量 Acrylamide 290.0 g,Bis 10.0 g 下列试剂,置于 1 L 烧杯中。

② 向烧杯中加入约 600 mL 的去离子水,充分搅拌溶解。

③ 加去离子水将溶液定容至 1 L,用 0.45 μm 滤膜滤去杂质。

④ 于棕色瓶中 4℃保存。

注意:丙烯酰胺具有很强的神经毒性,并可通过皮肤吸收,其作用具有积累性,配制时应戴手套等。聚丙烯酰胺无毒,但也应谨慎操作,因为有可能含有少量的未聚合成分。

(2) 配制浓缩胶缓冲液:1.0 mol/L TrisHCl pH 值 6.8,4℃保存。

(3) 配制分离胶缓冲液:1.5 mol/L TrisHCl pH 值 8.8,4℃保存。

(4) 配制 10% SDS(W/V):见溶液配制。

(5) 配制 10%(W/V)过硫酸铵(AP):称 1 克过硫酸铵,加 10 mL 去离子水搅拌溶解,贮存于 4℃环境中(容器)。(注意 10%过硫酸铵溶液在 4℃保存可使用 2 周左右,超过期限会失去催化作用。)

(6) TEMED 原溶液

(7) 电泳缓冲液(5×):Tris 15.0 g+甘氨酸 72.0 g+SDS 5.0 g+ H_2O 至 1 L,临用时稀释 5 倍至 1×SDS 电泳缓冲液加入电泳槽中。

(8) 配制 1 M Tris－HCl 的方法

① 称量 121.1 g Tris 置于 1 L 烧杯中。

② 加入约 800 mL 的去离子水,充分搅拌溶解。

③ 加入浓盐酸调节所需要的 pH 值。

④ 将溶液定容至 1 L。

⑤ 高温高压灭菌后,室温保存。

注意:应使溶液冷却至室温后再调定 pH 值,因为 Tris 溶液的 pH 值随温度的变化差异很大。

(9) PAGE 浓缩胶(5% Acrylamide)配方表

各种组分名称	各种凝胶体积所对应的各种组分的取样量							
	1 ml	2 ml	3 ml	4 ml	5 ml	6 ml	8 ml	10 ml
H_2O	0.68	1.4	2.1	2.7	3.4	4.1	5.5	6.8
30% Acrylamide	0.17	0.33	0.5	0.67	0.83	1.0	1.3	1.7
1.0 M Tris - HCl(pH6.8)	0.13	0.25	0.38	0.5	0.63	0.75	1.0	1.25
10% SDS	0.01	0.02	0.03	0.04	0.05	0.06	0.08	0.1
10%过硫酸铵	0.01	0.02	0.03	0.04	0.05	0.06	0.08	0.1
TEMED	0.001	0.002	0.003	0.004	0.005	0.006	0.008	0.01

(10) SDS - PAGE 分离胶配方表

各种组分名称	各种凝胶体积所对应的各种组分的取样量							
	5 ml	10 ml	15 ml	20 ml	25 ml	30 ml	40 ml	50 ml
6% Gel								
H_2O	2.6	5.3	7.9	10.6	13.2	15.9	21.2	26.5
30% Acrylamide	1.0	2.0	3.0	4.0	5.0	6.0	8.0	10.0
1.5 M Tris - HCl(pH8.8)	1.3	2.5	3.8	5.0	6.3	7.5	10.0	12.5
10% SDS	0.05	0.1	0.15	0.2	0.25	0.3	0.4	0.5
10% 过硫酸铵	0.05	0.1	0.15	0.2	0.25	0.3	0.4	0.5
TEMED	0.004	0.008	0.012	0.016	0.02	0.024	0.032	0.04
8% Gel								
H_2O	2.3	4.6	6.9	9.3	11.5	13.9	18.5	23.2

各种组分名称	各种凝胶体积所对应的各种组分的取样量							
	5 ml	10 ml	15 ml	20 ml	25 ml	30 ml	40 ml	50 ml
30% Acrylamide	1.3	2.7	4.0	5.3	6.7	8.0	10.7	13.3
1.5 M Tris‐HCl(pH8.8)	1.3	2.5	3.8	5.0	6.3	7.5	10.0	12.5
10% SDS	0.05	0.1	0.15	0.2	0.25	0.3	0.4	0.5
10% 过硫酸铵	0.05	0.1	0.15	0.2	0.25	0.3	0.4	0.5
TEMED	0.003	0.006	0.009	0.012	0.015	0.018	0.024	0.03
10% Gel								
H_2O	1.9	4.0	5.9	7.9	9.9	11.9	15.9	19.8
30% Acrylamide	1.7	3.3	5.0	6.7	8.3	10.0	13.3	16.7
1.5 M Tris‐HCl(pH8.8)	1.3	2.5	3.8	5.0	6.3	7.5	10.0	12.5
10% SDS	0.05	0.1	0.15	0.2	0.25	0.3	0.4	0.5
10% 过硫酸铵	0.05	0.1	0.15	0.2	0.25	0.3	0.4	0.5
TEMED	0.002	0.004	0.006	0.008	0.01	0.012	0.016	0.02
12% Gel								
H_2O	1.6	3.3	4.9	6.6	8.2	9.9	13.2	16.5
30% Acrylamide	2.0	4.0	6.0	8.0	10.0	12.0	16.0	20.0
1.5 M Tris‐HCl(pH8.8)	1.3	2.5	3.8	5.0	6.3	7.5	10.0	12.5
10% SDS	0.05	0.1	0.15	0.2	0.25	0.3	0.4	0.5
10% 过硫酸铵	0.05	0.1	0.15	0.2	0.25	0.3	0.4	0.5
TEMED	0.002	0.004	0.006	0.008	0.01	0.012	0.016	0.02
15% Gel								
H_2O	1.1	2.3	3.4	4.6	5.7	6.9	9.2	11.5
30% Acrylamide	2.5	5.0	7.5	10.0	12.5	15.0	20.0	25.0
1.5 M Tris‐HCl(pH8.8)	1.3	2.5	3.8	5.0	6.3	7.5	10.0	12.5
10% SDS	0.05	0.1	0.15	0.2	0.25	0.3	0.4	0.5
10% 过硫酸铵	0.05	0.1	0.15	0.2	0.25	0.3	0.4	0.5
TEMED	0.002	0.004	0.006	0.008	0.01	0.012	0.016	0.02

（3）待测样品的处理

分别取各实验组肺组织准确称量，以 1 mg 肺组织加 10 μL 的比例加入裂解液（20 mM Tris－HCl pH 值＝7.5），置冰上剪碎、匀浆 2 次，4℃、12 000 rpm，离心 20 分钟，收集上清。Bradford 法检测蛋白浓度，上清和样品缓冲液以 1∶2 的比例混匀，并按比例加入 β-巯基乙醇。将处理好的样品与 Marker 置于沸水中煮沸 5～10 分钟。

（4）加样

将装有不连续 SDS－PAGE 玻璃凝胶板的上下槽灌入电极缓冲液后，取上述处理好的样品与 Marker 加样，上样量为 10～20 μl/孔。

（5）电泳

正确连接正、负电极，设定参数：恒压 100 V，预电泳 10 分钟；100 V，电泳 90 分钟。

（6）蛋白质印迹转移电泳

取面积稍小于凝胶的 NC 膜于去离子水中浸透，再与纤维垫和滤纸再转移缓冲液中浸泡 5 分钟。电泳后的凝胶也在转移缓冲液中浸泡一下。按以下顺序制备"三明治"：灰色板（对应槽黑色面）→纤维垫→滤纸→凝胶→NC 膜→滤纸→纤维垫→白色板（对应槽红色面）。每放一层，均应用玻璃棒挤尽气泡。将"三明治"与冰盒一同放入转膜槽中，倒入转移缓冲液，直至没过纤维垫。正确连接正、负电极，设定参数：100 V，350 mA，120 分钟。

（7）染色、脱色

转膜结束后，取出 NC 膜，置于 1×丽春红染液中染色 10 分钟，去离子水适度冲洗显现条带。根据 Marker 裁下含有目的蛋白条带的膜，用去离子水彻底脱色。

（8）封闭

取适量（约 5 mL）封闭液，将裁好的膜置于其中，4℃环境中过夜或在室温下轻摇反应 1 小时。

（9）与一抗反应

按比例充分混匀一抗与封闭液，将封闭好的膜置于其中，4℃环境中过夜。

（10）洗膜

用 TBST 洗膜 5 次，每次 15 分钟。

（11）与二抗反应

用 TBST 按比例稀释二抗，将洗好的膜置于其中，室温轻摇反应 1 小时。

（12）洗膜

用 TBST 洗膜 5 次，每次 15 分钟。

（13）与辣根过氧化物酶（HRP）标记链亲和素反应

HRP 标记的链亲和素按 1∶5 000 稀释充分混匀，将洗好的膜置于其中，室温下轻摇反应 1 小时。

（14）洗膜

用 TBST 洗膜 4 次，一次 15 分钟，三次 5 分钟。

（15）显影

在膜上加入适量混合好的显影液，暗室中曝光、洗片。

（16）扫描及分析

扫描目的条带并积分扫描面积；使用凝胶成像系统进行结果分析。以 SOD1、SOD2、NT 与 GADPH 条带的灰度比值来评定实验各组大鼠之间肺组织 SOD1、SOD2 与 3 - NT 的蛋白表达水平。

2.2.9　大鼠肺组织氧化标志物（TBARS）测定

（1）取 2 g 肺组织研细，加 50 ml 7.5% 的三氯乙酸（含 0.1% EDTA）；

（2）振摇 30 分钟，双层滤纸过滤 2 次；

（3）取 5 mL 上清液,加入 5 mL 0.02 mol/L 2 -硫代巴比妥酸溶液;

（4）沸水浴中保温 40 分钟,取出冷却 1 小时;

（5）1 600 rpm 离心 5 分钟,上清液中加 5 mL 氯仿摇匀;

（6）静置分层后取上清液分别在 532 nm 和 600 nm 处比色;

（7）记录消光值并用以下公式计算 TBARS 值:

$$TBARS \text{ 值}(mg/100\ g) = (A532 - A600)/155 \times$$
$$(1/10) \times 72.6 \times 100$$

2.2.10 大鼠肺组织 SOD 活性测定

（1）大鼠血流动力学测定后,心脏注入 PBS 约 3 mL(pH 值 7.4),冲洗去除肺组织红细胞与血块;

（2）肺组织快速冰冻(液氮),-80℃冰箱中存放;

（3）称取冻存肺组织与样品,加入裂解液(冷 20 mM HEPES 缓冲液,pH 值 7.2);

（4）组织裂解液离心 1 500 r/min×5 分钟;取上清(冰上);

（5）BCA 法测定蛋白浓度;所有样品稀释成等浓度;

（6）各组试管分别加入反应物,混匀反应 5 分钟后在分光光度计测定 A560 值;

（7）各测定值分别与对照组比较,根据公式得 SOD3 活性。

2.2.11 大鼠肺组织总抗氧化能力测定

（1）样本处理:取肺组织 3 500 r/min 离心 15 分钟得上清液待测。

（2）试剂盒组成及配制:(50 T)

试剂一:液体 60 mL×2 瓶,4℃环境中保存。

试剂二:粉剂×2 支,用时每支加双蒸水至 120 mL,室温保存。

试剂三:黄色贮备液 10 mL×1 瓶,避光冷藏保存。贮备液得稀释液 60 mL×1 瓶。（注：试剂三应用液的配制：临用前取贮备液以稀释液稀释，比例为 1∶19。需多少配制多少。）

试剂四：溶液 24 mL×1 瓶。

试剂五：溶液 24 mL×1 瓶，室温保存。

（3）操作

单位：mL

	对照管	测定管
试剂一	0.5	0.5
肺组织	0.1	0.1
试剂二	1.0	1.0
试剂三应用液	0.25	0.25

漩涡混匀器充分混匀，37℃水浴 30 分钟。

试剂四	0.05	0.05
蒸馏水	0.1	0.1

漩涡混匀器充分混匀，室温放置 10 分钟，蒸馏水调零，1 cm 光径，520 nm 处测各管吸光度。（37℃时，每分钟每毫升血清使反应体系的吸光度（OD）值每增加 0.01 时，为一个总抗氧化能力单位。）

（4）计算

总抗氧化能力（单位/毫升血清）＝（测定管 OD－对照管 OD）÷0.01÷30×19

2.2.12　统计方法

实验数据以均数±标准差（$\bar{x} \pm s$）表示，两组数据间比较采用 student-t 检验，检验水准定为 $\alpha = 0.05$，$P < 0.05$ 为有统计学差异。上述统计分析使用 SigmaPlot 11.0 软件完成。

第3章

结 果

3.1 大鼠肺循环血流动力学检测结果

肺循环血流动力学检测结果显示,SOD3^{E124D}- Control 组大鼠各项血流动力学参数,在生理情况下与 WT - Control 组无明显差异;而 MCT 皮下注射 3 周后,WT - PAH 与 SOD3^{E124D}- PAH 组大鼠右室收缩末压与舒张末压均明显升高($P < 0.05$),但不影响体循环,提示肺动脉高压模型建立成功。然而,与 WT - PAH 组大鼠比较,SOD3^{E124D}- PAH 组大鼠右室收缩末压进一步升高($P < 0.05$)。见表 3 - 1、图 3 - 1。

表 3 - 1 各组大鼠生理情况下及野百合碱注射诱导的肺动脉高压模型
血流动力学参数

parameters	WT - control	SOD3^{E124D}- control	WT - PAH	SOD3^{E124D}- PAH
大鼠数量(n)	6	8	8	9
心率(次/分)	357.59±7.95	354.10±12.89	340.10±7.65	339.10±15.22
收缩压(mmHg)	115.28±4.76	115.16±5.22	107.79±2.62	109.05±3.82

续 表

parameters	WT－control	SOD3^{E124D}－control	WT－PAH	SOD3^{E124D}－PAH
舒张压(mmHg)	84.01±4.05	84.17±4.96	85.86±2.35	86.26±4.02
平均动脉压 (mmHg)	94.43±4.27	94.50±5.02	93.17±2.33	93.86±3.89
右室收缩末压 (mmHg)	25.95±0.99	25.12±0.53	48.63±1.84*	57.52±3.10*†
右室舒张末压 (mmHg)	2.07±0.11	2.09±0.08	4.23±0.37*	5.09±0.46*

* $P<0.05$,分别与相应的 Control 组比较;† $P<0.05$,与 WT－PAH 组比较

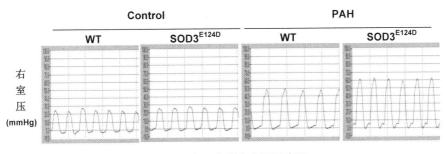

图 3－1 各组大鼠右室压示意图

3.2 大体组织学分析

3.2.1 大鼠主要脏器大体形态学变化

各组大鼠血流动力学测定后,处死,称量各主要脏器重量。

表3－2显示:MCT 皮下注射3周后,与 Control 组大鼠比较,PAH 组大鼠体重、左心房重量明显下降;而右心房、右心房/左心房、右心室、右心肥厚指数、左心室、肺湿重、肝肾重量明显升高($P<0.05$),进一步提示肺动脉高压模型建立成功,并且出现右心功能下降、体循环淤血;与

WT-PAH 组比较，SOD3^{E124D}-PAH 组大鼠右心室重量、右心肥厚指数、右心房/左心房比值进一步升高（$P<0.05$）。

表 3-2　各组大鼠主要脏器大体组织学参数

parameters	WT-control	SOD3^{E124D}-control	WT-PAH	SOD$_3$^{E124D}-PAH
大鼠数量（n）	7	10	11	15
体重（g）	261± 6.0	259±2.8	208± 4.1*	205 ±4.6*
胫骨长度（cm）	3.64±0.06	3.64±0.03	3.56±0.03	3.50±0.03
右心室重量（mg）	162±6.7	157±2.8	239±8.7*	285±10.6*†
左心室＋室间隔重量（mg）	641±19.3	640±9.4	585±12.1*	568±8.1*
右心室/左心室＋室间隔	0.25±0.02	0.25±0.01	0.41±0.01*	0.50±0.09*†
肺重量（g）	1.23±0.05	1.20±0.01	1.86±0.04*	1.78±0.04*
右心房重量（mg）	16.1±1.21	14.9±1.13	28.5±1.64*	32.2±1.53*
左心房重量（mg）	14.8±0.71	16.4±1.12	12.7±0.58*	12.6±0.63*
右心房/左心房重量	1.09±0.09	0.94±0.09	2.27±0.13*	2.62±0.14*†
肝脏重量（g）	10.6±0.42	10.6±0.22	8.38±0.18*	8.90±0.38*
肾脏重量（g）	2.13±0.05	2.03±0.03	1.65±0.03*	1.76±0.05*†
右心室/体重（mg/g）	0.62±0.03	0.61±0.01	1.16±0.04*	1.40±0.08*†
左心室/体重（mg/g）	2.43±0.05	2.49±0.03	2.86±0.10*	2.76±0.05*
肺脏/体重（mg/g）	4.03±0.76	4.65±0.07	8.90±0.27*	8.70±0.24*
右心房/体重（mg/g）	0.06±0.01	0.06±0.01	0.14±0.01*	0.16±0.01*
左心房/体重（mg/g）	0.06±0.01	0.06±0.01	0.06±0.01	0.06±0.01
肝脏/体重（mg/g）	40.5±1.02	40.9±0.77	39.9±0.62	43.1±1.23†
肾脏/体重（mg/g）	8.14±0.11	7.83±0.15	7.88±0.20	8.59±0.20*†
右心室/胫骨长度（mg/mm）	45.1±2.17	43.3±0.97	68.1±2.91*	81.7±2.81*†
左心室/胫骨长度（mg/mm）	178±6.9	177±2.7	166±3.9	163±2.8*

parameters	WT - control	SOD3^{E124D}-control	WT - PAH	SOD$_3$^{E124D}-PAH
肺脏/胫骨长度(mg/mm)	291±45.5	330±3.99	524±13.3*	511±12.9*
右心房/胫骨长度(mg/mm)	4.43±0.36	4.12±0.34	8.09±0.48*	9.26±0.47*†
左心房/胫骨长度(mg/mm)	4.07±0.20	4.51±0.29	3.60±0.15	3.61±0.19*
肝脏/胫骨长度(mg/mm)	292±12.8	291±6.56	236±4.74*	255±11.6*
肾脏/胫骨长度(mg/mm)	58.6±1.78	55.6±1.07	46.4±0.84*	50.5±1.61*†

* $P<0.05$,分别与相应的 Control 组比较;† $P<0.05$,与 WT - PAH 组比较

3.2.2　小鼠右室收缩末压及右心肥厚指数检测结果

小鼠肺循环血流动力学检测结果(图 3 - 2)显示 KO - Sham 组各项血流动力学参数在生理情况下与 WT - Sham 组无明显差异;而缺氧 3 周后 WT - Hypoxia 与 KO - Hypoxia 组小鼠右室收缩末压明显升高($P<0.05$);然而,与 WT - Hypoxia 组大鼠比较,KO - Hypoxia 组小鼠右室收缩末压进一步升高($P<0.05$)。

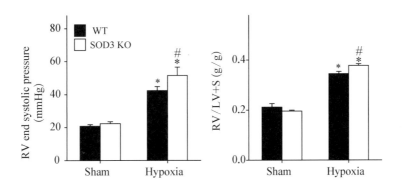

图 3 - 2　各组小鼠右室收缩末压及心脏大体形态学变化

* $P<0.05$,分别与相应的 Sham 组比较;# $P<0.05$,与 WT - Hypoxia 组比较

各组小鼠血流动力学测定后,处死,称量各主要脏器重量。图3-2显示:缺氧3周后,与Sham组小鼠比较,Hypoxia肺动脉高压组小鼠右心肥厚指数均明显升高;而KO-Hypoxia组较WT-Hypoxia组小鼠右心肥厚指数进一步升高($P<0.05$)。

3.2.3　大鼠心脏大体形态学变化

图3-3显示WT-PAH与SOD3[E124D]-PAH组大鼠心脏明显增大,其中SOD3[E124D]-PAH组大鼠可见右心缘明显向右突出、饱满;右心房增大。

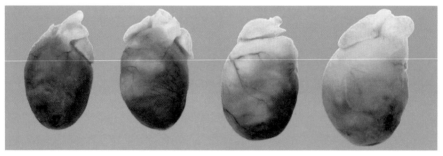

WT-control　　SOD3[E124D]-control　　WT-PAH　　SOD3[E124D]-PAH

图3-3　各组大鼠心脏大体轮廓示意图

图3-4显示WT-PAH与SOD3[E124D]-PAH组大鼠心脏明显增大,左右心室内径扩大、右室游离壁肥厚明显。

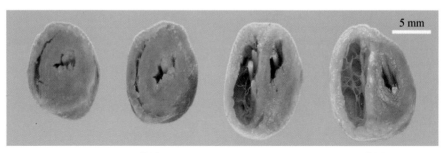

WT-control　　SOD3[E124D]-control　　WT-PAH　　SOD3[E124D]-PAH

图3-4　各组大鼠心脏横断面示意图

3.3　大鼠与小鼠肺组织及心肌组织 HE 染色结果

3.3.1　大鼠肺组织 HE 染色结果

各实验组大鼠肺组织石蜡切片常规 HE 染色。光镜下观察肺组织及肺动脉的病理学改变(图 3 - 5)。Control 组(WT - control/SOD3^{E124D}-

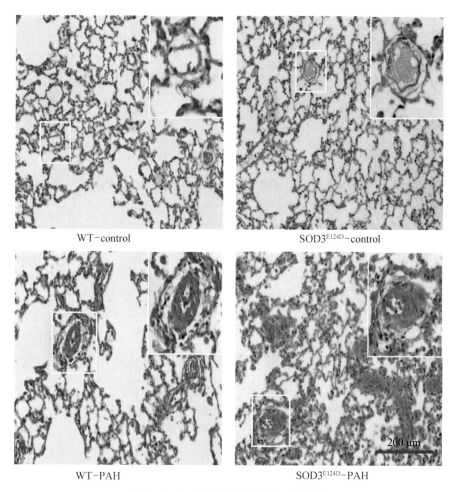

WT-control   SOD3^{E124D}-control

WT-PAH   SOD3^{E124D}-PAH

200 μm

图 3 - 5　各组大鼠肺组织 HE 染色结果

control 组)在镜下可见肺泡完整、排列整齐、无肺间质纤维化及血管壁增厚等表现;PAH 组在镜下均可见动脉壁增厚、管腔狭窄、血管周围轻微水肿与纤维化,管壁外可见炎细胞浸润;而其中 SOD3^{E124D}- PAH 组在镜下可见小动脉明显肥厚,呈洋葱皮样改变,血管管腔进一步狭窄,管壁外有炎细胞浸润及纤维化。

通过 HE 染色,并结合肺动脉平滑肌 a - SMC 免疫荧光染色(图 3 - 6),图 3 - 3 - 2 显示 SOD3^{E124D}- PAH 组大鼠较 WT - PAH 组大鼠肺血管明显肌化($P<0.05$)。

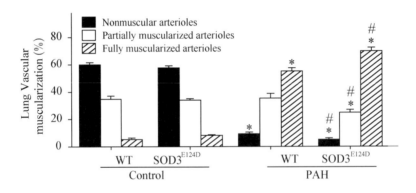

图 3 - 6 各组大鼠肺动脉肌化血管百分比

* $P<0.05$,分别与相应的 Control 组比较;♯ $P<0.05$,与 WT - PAH 组比较。

3.3.2 小鼠肺组织 HE 染色结果

各实验组小鼠肺组织经 10% 多聚甲醛固定、石蜡包埋、5 μm 切片,常规 HE 染色。光镜下观察肺组织及肺动脉的病理学改变(图 3 - 7)。Sham 组小鼠(WT - sham/KO - sham 组)在镜下可见肺泡完整,无肺间质纤维化及血管壁增厚等表现;Hypoxia 组小鼠在镜下可见肺泡结构紊乱、可见肺大泡,动脉壁增厚、管腔狭窄、血管周围少量纤维化。KO - Hypoxia 组小鼠在镜下可见肺泡及间质内散在少量红细胞;小动脉明显

肥厚、管腔进一步狭窄、血管内红细胞淤积。通过 HE 染色,图 3-8 显
示 KO-Hypoxia 组小鼠肺血管肌化百分比较WT-Hypoxia组明显升
高($P<0.05$)。

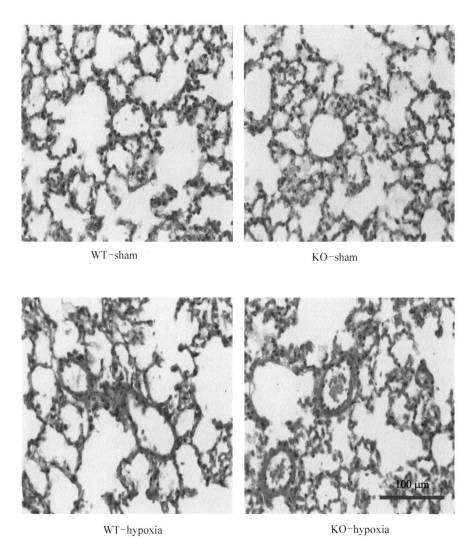

WT-sham   KO-sham

WT-hypoxia   KO-hypoxia

图 3-7　各组小鼠肺组织 HE 染色结果

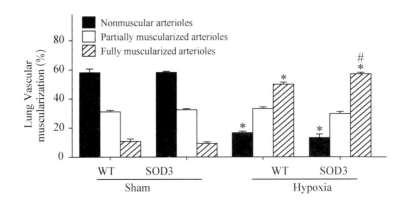

图 3-8 各组小鼠肺动脉肌化血管百分比

* $P<0.05$,分别与相应的 Sham 组比较;♯ $P<0.05$,与 WT‐Hypoxia 组比较

3.3.3 大鼠心肌组织 HE 染色结果

各组大鼠右心室心肌组织经 10% 多聚甲醛固定、石蜡包埋、5 μm 切片,常规 HE 染色。光镜下观察心肌细胞及心肌间质的变化(见图 3-9)。Control 组(WT‐control/SOD3^{E124D}‐control 组)在镜下可见心肌细胞大小均匀、心肌纤维完整、排列整齐;PAH 组在镜下可见心肌细胞肥大、细胞核大而深染;心肌细胞浊肿变性、胞浆疏松、肌纹模糊不清,并可见散在心肌细胞空泡变性,及散在点状及灶状心肌细胞坏死;心肌纤维增粗且排列紊乱、间隙增宽、松散,间质增生;管壁外可见炎细胞浸润。其中,SOD3^{E124D}‐PAH 组大鼠可见心肌细胞肥大及纤维化尤为显著。

3.4 大鼠右心室心肌组织纤维化 (Sinus red)染色结果

各组大鼠右心室心肌组织经 10% 多聚甲醛固定、石蜡包埋、5 μm 切片,

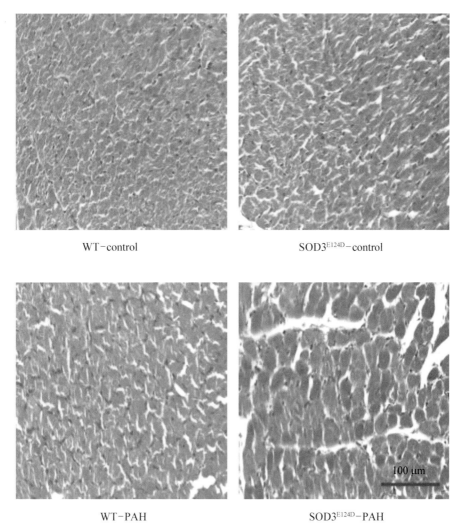

WT-control　　　　　　　　　　　SOD3^{E124D}-control

图 3 - 9　各组大鼠右心室心肌组织 HE 染色结果

行天狼星红苦味酸染色。光镜下观察右心室心肌间质的变化(图 3 - 10)。
Control 组大鼠(WT - control/SOD3^{E124D}- control 组)在镜下可见心肌
纤维呈红色条索状、纤细、完整、排列整齐、基本均匀;PAH 组在镜下可
见肌纤维增粗、增多且排列紊乱、间隙增宽、间质增生,血管周边胶原纤
维沉积明显增加;其中,SOD3^{E124D}- PAH 组大鼠心肌组织纤维化尤为显著。

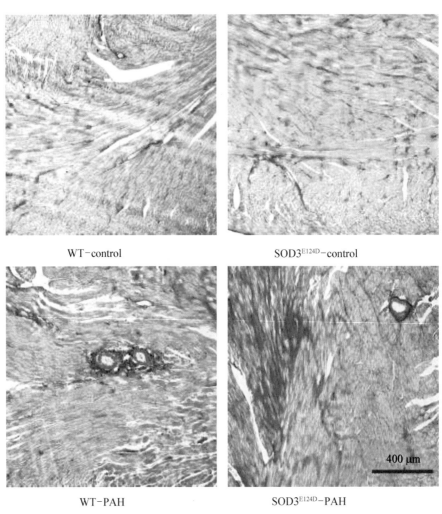

WT‑control   SOD3^{E124D}‑control

WT‑PAH   SOD3^{E124D}‑PAH

图 3‑10   各组大鼠右心室心肌组织 Sinus red 染色结果

3.5 大鼠右心室心肌细胞 WGA 染色结果

各组大鼠右心室心肌组织经 10% 多聚甲醛固定、石蜡包埋、5 μm 切片,行 WGA 染色。光镜下观察心肌细胞大小变化(图 3‑11)。Control

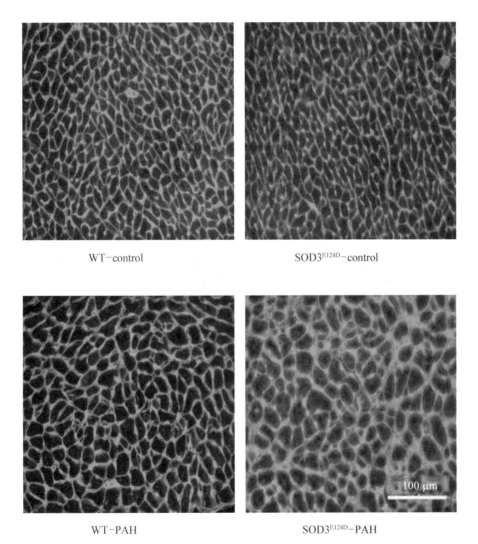

WT-control   SOD3^{E124D}-control

WT-PAH   SOD3^{E124D}-PAH

图 3-11 各组大鼠右心室心肌组织 WGA 染色结果

组大鼠(WT-control/SOD3^{E124D}-control 组)在镜下可见心肌细胞大小均匀、排列整齐；PAH 组在镜下可见心肌细胞肥大、横断面积增大；其中，SOD3^{E124D}-PAH 组心肌细胞明显增大、排列紊乱、细胞外间隙显著增宽。

3.6 大鼠肺动脉平滑肌免疫荧光染色结果

各实验组大鼠肺组织经 10% 多聚甲醛固定、石蜡包埋、5 μm 切片,行肺动脉平滑肌细胞 a‑SM 免疫荧光染色。光镜下观察肺动脉平滑肌结构的变化(图 3‑12)。Control 组大鼠(WT‑control/SOD3^{E124D}‑control 组)在镜下未见肺血管扩张及血管壁增厚等表现;PAH 组在镜下可见肺小血管壁增厚、管腔狭窄、扭曲变形,部分小血管闭塞。

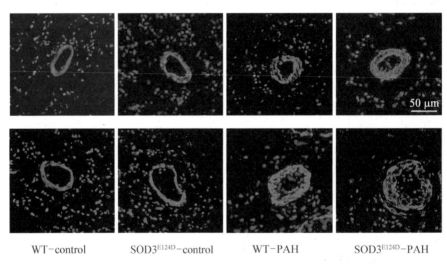

| WT‑control | SOD3^{E124D}‑control | WT‑PAH | SOD3^{E124D}‑PAH |

图 3‑12　各组大鼠肺动脉平滑肌细胞 a‑SM 免疫荧光染色结果

3.7 大鼠肺组织 Western blotting 检测结果

大鼠肺组织 Western blotting 检测发现,两组 Control 组大鼠(WT‑control 与 SOD3^{E124D}‑control 组)之间肺组织 3‑NT 与 SOD2 蛋白表达

水平无明显区别,但在皮下注射野百合碱 3 周后,PAH 组大鼠肺组织
3 - NT 与 SOD2 蛋白表达水平明显升高($P<0.05$);其中 SOD3^{E124D}-
PAH 组肺组织 3 - NT 表达水平较 WT - PAH 组大鼠有进一步升高
($P<0.05$),而肺 SOD2 表达水平升高不及 WT - PAH 组大鼠($P<$
0.05)。另外,SOD3^{E124D}- control 基因突变型大鼠与 WT - control 比较
有 SOD1 表达水平下降($P<0.05$),但大鼠注射野百合碱后 SOD3^{E124D}
基因突变型大鼠 SOD1 表达水平无显著变化。

3.8　大鼠肺组织氧化标志物(TBARS)检测结果

大鼠肺组织氧化标志物(TBARS)检测结果显示,在正常生理情况
下,两组 Control 组(WT - control 与 SOD3^{E124D}- control 组)大鼠之间肺
氧化标志物无明显差异;而 WT 与 SOD3^{E124D} 基因突变型大鼠在野百合
碱皮下注射 3 周后,肺动脉高压模型(PAH)大鼠 TBARS 表达水平均明
显升高($P<0.05$)(图 3 - 13);而 SOD3^{E124D}- PAH 组大鼠较 WT - PAH
组有进一步升高($P<0.05$),结果类似于 3 - NT(组织氧化标志物)蛋白
表达水平(图 3 - 14),说明 SOD3 基因突变加重野百合碱注射情况下的
大鼠肺组织氧化损伤。

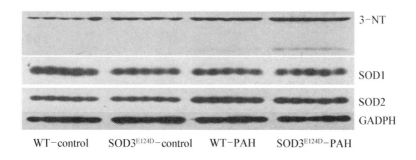

WT-control	SOD3^{E124D}-control	WT-PAH	SOD3^{E124D}-PAH

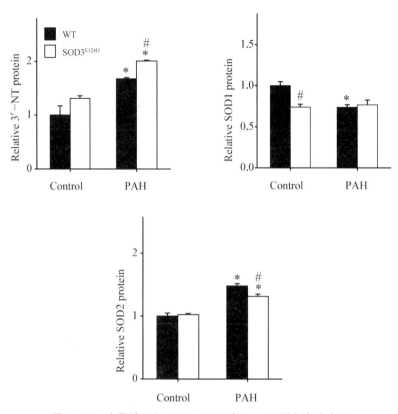

图 3‑13　大鼠肺组织 SOD1、SOD2 与 3‑NT 蛋白表达水平

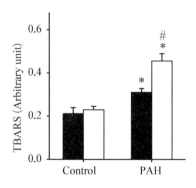

图 3‑14　各组大鼠肺组织 TBARS 检测结果

* $P < 0.05$，分别与相应的 Control 组比较；# $P < 0.05$，与 WT‑PAH 组比较

3.9　大鼠肺组织 SOD 活性检测结果

　　肺组织 SOD 活性测定结果显示，在正常生理情况下，大鼠 SOD3^{E124D}基因突变后，肺组织 SOD3 与肺总 SOD 活性明显下降（$P<$ 0.05），提示大鼠 SOD3^{E124D}基因突变技术成功；而 WT 与 SOD3^{E124D}基因突变型大鼠注射野百合碱后，与相应的对照组大鼠比较，PAH 组大鼠肺总 SOD 活性均进一步下降（$P<0.05$）；但是两组 PAH 组大鼠之间无明显区别；而 SOD3^{E124D}- PAH 组大鼠 SOD3 活性较 WT - PAH 组有进一步下降（$P<0.05$）（图 3 - 15）。各组大鼠 SOD2 活性无明显区别（数据未显示）。

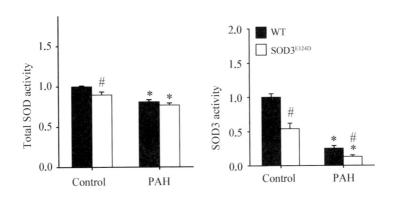

图 3 - 15　各组大鼠肺组织 SOD 活性检测结果

* $P<0.05$，分别与相应的 Control 组比较；# $P<0.05$，与 WT - PAH 组比较

3.10 大鼠肺组织总抗氧化能力检测结果

大鼠肺组织总抗氧化能力测定结果显示,野生型 WT 与 SOD3^{E124D} 基因突变型大鼠注射野百合碱后,肺组织总抗氧化能力均下降($P<0.05$);但是两组肺动脉高压模型组(PAH)大鼠之间未见明显区别(图 3-16)。

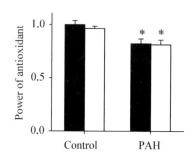

图 3-16 各组大鼠肺组织总抗氧化能力检测结果

* $P<0.05$,分别与相应的 Control 组比较;♯$P<0.05$,与 WT-PAH 组比较

3.11 大鼠 SOD 类似剂治疗结果

随机选择 SOD3^{E124D}＋PAH 大鼠给予 SOD 类似剂治疗(SOD3^{E124D}＋PAH＋M),3 周后测量肺循环血流动力学及大体组织学,检测结果(图 3-17)显示 SOD3^{E124D}＋PAH＋M 组大鼠右室收缩末压与右室肥厚指数均较 SOD3^{E124D}＋PAH 组明显下降($P<0.05$)。

另外,SOD3^{E124D}＋PAH＋M 与 SOD3^{E124D}＋PAH 组大鼠肺组织经 10%多聚甲醛固定、石蜡包埋、5 μm 切片,常规 HE 染色。光镜下观察肺组织及肺动脉的病理学改变(图 3-18)。SOD3^{E124D}＋PAH 组在镜下

可见肺泡及间质内散在少量红细胞、小动脉明显肥厚,呈洋葱皮样改变、
血管管腔明显狭窄、血管内红细胞淤积,管壁外有炎细胞浸润及纤维化;
而 SOD 类似剂治疗后血管管腔狭窄明显好转、肌化血管百分比明显下
降。图 3‑19 显示 SOD3^{E124D}＋PAH＋M 组大鼠较 SOD3^{E124D}＋PAH 组
大鼠肺动脉肌化血管百分比明显下降($P<0.05$)。

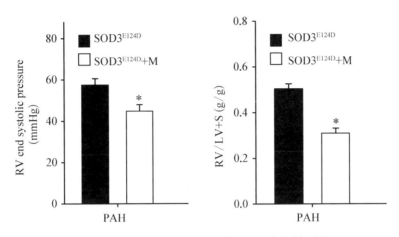

图 3‑17　大鼠右室收缩末压与右室肥厚指数检测结果

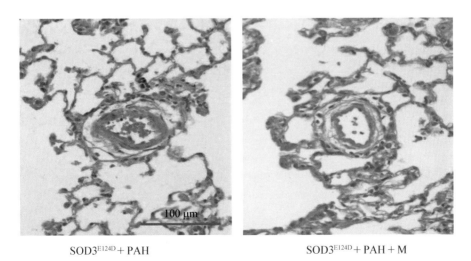

SOD3^{E124D}＋PAH　　　　　　　　SOD3^{E124D}＋PAH＋M

图 3‑18　大鼠肺组织 HE 染色结果

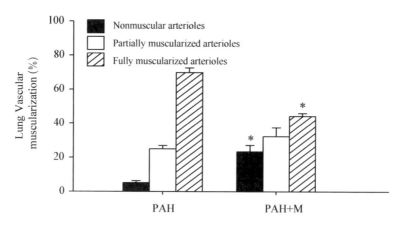

图 3 - 19　大鼠肺动脉肌化血管百分比

* $P < 0.05$，与 $SOD3^{E124D}+PAH$ 组比较

第4章

讨 论

主要发现：

我们的研究证明，在正常生理情况下，SOD3 对肺组织与肺动脉氧化应激无明显作用，但是其基因突变（酶活性下降）扩大了野百合碱（MCT）诱导的大鼠肺动脉压、血管重构（主要是血管肌化）与右室肥厚及纤维化。此外，小鼠 SOD3 基因敲除也加重了缺氧诱导的肺动脉高压。这些发现说明，内源性 SOD3 对氧化应激环境下的肺动脉高压有重要的保护作用。

主要机制：

研究发现，SOD3 主要表达在肺组织，是人类肺脏最重要的抗氧化酶之一；通常 SOD3 自血管平滑肌细胞分泌后结合在血管内皮细胞表面与细胞外基质，在灭活血管自由基方面扮演着关键作用。然而，由于 SOD3 在大部分组织占总 SOD 活性比例较低[23]，不清楚内源性 SOD3 减少是否影响肺动脉高压的发展。

研究报道，大鼠 SOD3 过度表达可以改善缺氧与 MCT 诱导的肺动脉高压[24,14]。此外，SOD3 活性升高抑制牛离体的肺动脉环缺氧收缩功能[25]；而 SOD3 活性下降导致超氧阴离子水平与下游毒性氧化产物升高，如过亚硝酸盐，降低细胞外过氧化氢，减少 NO 弥散。而 NO 生物多效性下降促进肺动脉高压的发展[26]。因此,我们推断 SOD3 基因突变大鼠与基因敲除小鼠 SOD 蛋白酶失活,组织抗氧化能力下降,细胞或细胞外超氧阴离子大量积聚,促进组织 NO 代谢,从而减少 NO 弥散,血管舒张功能下降,出现肺动脉高压。

内源性 SOD3 在肺动脉血管生理学与病理生理学中的作用尚不清楚。我们的研究显示,SOD3 失活并没有影响正常生理情况下的肺动脉舒缩活性与血管结构,却严重影响氧化应激情况下的肺动脉血管功能与结构,这些发现与我们以前的研究一致[27,28]。说明超氧阴离子及其下游氧化产物,在肺动脉高压与左室重构病理发展中起重要作用[29,30]。

SOD 在肺动脉高压中的作用正在成为研究热点。最近研究发现,SOD2 在肺动脉高压患者与 FHR 模型大鼠中表达水平明显下降;并且,SOD2 表达下降出现在 FHR 发生肺动脉高压之前。而 SOD 类似剂干预可以减轻慢性缺氧[21]诱导与 FHR 模型[16]的肺动脉压,并遏制右室肥厚与纤维化。SOD2 表达下降,类似于 SOD3 失活,可升高超氧阴离子水平与过亚硝酸盐,下调过氧化氢水平。因此,SOD2 与 SOD3 通过降解超氧阴子,升高过氧化氢与 NO 生物多效性,遏制肺动脉高压的发生、发展[1]。

临床意义:

我们的研究表明,SOD3 在肺动脉高压中具有血管保护作用,并证明 ROS 对肺血管有损害作用,为 SOD 类似剂治疗肺动脉高压提供了理论依据。

研究的局限性:

第一,由于大鼠目前基因敲除技术尚不成熟,致使组织 SOD3 仍有少量表达,尽管 SOD3 活性有明显下降。第二,由于资金限制,我们没有在小鼠肺动脉及肺动脉平滑肌上做进一步的机制研究。第三,我们没有进一步深入研究 SOD3/ROS 调控肺动脉高压的分子生物学机制。

第5章

结 论

1. SOD3 失活在正常生理情况下未见明显的肺组织氧化损伤与肺动脉高压。

2. 内源性 SOD3 活性下降可促进氧化应激情况（野百合碱注射与缺氧）下的肺动脉高压发生发展。

3. SOD3 类似剂治疗可以遏制肺动脉高压的发生发展。

参考文献

［1］ Archer SL，Weir EK，Wilkins MR. Basic science of pulmonary arterial hypertension for clinicians：new concepts and experimental therapies［J］. Circulation. 2010，121(18)：2045 - 2066.

［2］ Marsboom G，Archer SL. Pathways of proliferation：new targets to inhibit the growth of vascular smooth muscle cells［J］. Circ Res. 2008，103(10)：1047 - 1049.

［3］ Faraci FM，Didion SP. Vascular protection：superoxide dismutase isoforms in the vessel wall［J］. Arterioscler Thromb Vasc Biol. 2004，24(8)：1367 - 1373.

［4］ Fukai T，Siegfried MR，Ushio-Fukai M，et al. Modulation of extracellular superoxide dismutase expression by angiotensin II and hypertension［J］. Circ Res. 1999，85：23 - 28.

［5］ Landmesser U，Merten R，Speikermann S，et al. Vascular extracellular superoxide dismutase activity in patients with coronary artery disease. Relation to endothelium-dependent vasodilation［J］. Circulation. 2000，101：2264 - 2270.

［6］ Waypa GB，Marks JD，Mack MM，et al. Mitochondrial reactive oxygen species trigger calcium increases during hypoxia in pulmonary arterial myocytes[J]. Circ Res. 2002，91：719－726.

［7］ Waypa GB，Guzy R，Mungai PT，et al. Increases in mitochondrial reactive oxygen species trigger hypoxia-induced calcium responses in pulmonary artery smooth muscle cells[J]. Circ Res. 2006，99：970－978.

［8］ Matsui H，Shimosawa T，Itakura K，et al. Adrenomedullin Can Protect Against Pulmonary Vascular Remodeling Induced by Hypoxia［J］. Circulation. 2004，109：2246－2251.

［9］ Shen T，Zheng M，Cao C，et al. Mitofusin－2 is a major determinant of oxidative stress-mediated heart muscle cell apoptosis[J]. J Biol Chem. 2007，282(32)：23354－23361.

［10］ Umar S，Hessel M，Steendijk P，et al. Activation of signaling molecules and matrix metalloproteinases in right ventricular myocardium of rats with pulmonary hypertension[J]. Pathol Res Pract. 2007，203(12)：863－872.

［11］ Choi MH，Lee IK，Kim GW，et al. Regulation of PDGF signalling and vascular remodelling by peroxiredoxin II［J］. Nature. 2005，435（7040）：347－353.

［12］ Pourmahram GE，Snetkov VA，Shaifta Y，et al. Constriction of pulmonary artery by peroxide：role of $Ca2+$ release and PKC[J]. Free Radic Biol Med. 2008，45：1468－1476.

［13］ Sharma S，Grobe AC，Wiseman DA，et al. Lung antioxidant enzymes are regulated by development and increased pulmonary blood flow[J]. Am J Physiol Lung Cell Mol Physiol. 2007，293(4)：L960－L971.

［14］ Kamezaki F，Tasaki H，Yamashita K，et al. Gene transfer of extracellular superoxide dismutase ameliorates pulmonary hypertension in rats[J]. Am J Respir Crit Care Med. 2008，177(2)：219－226.

［15］ Lakshminrusimha S，Russell JA，Wedgwood S，et al. Superoxide dismutase improves oxygenation and reduces oxidation in neonatal pulmonary hypertension[J]. Am J Respir Crit Care Med. 2006，174(12)：1370－1377.

[16] Archer SL，Marsboom G，Kim GH，et al. Epigenetic Attenuation of Mitochondrial Superoxide Dismutase 2 in Pulmonary Arterial Hypertension. A Basis for Excessive Cell Proliferation and a New Therapeutic Target[J]. Circulation. 2010，121(24)：2661 - 2671.

[17] Hodge DR，Xiao W，Peng B，et al. Enforced expression of superoxide dismutase 2/manganese superoxide dismutase disrupts autocrine interleukin - 6 stimulation in human multiple myeloma cells and enhances dexamethasone-induced apoptosis[J]. Cancer Res. 2005，65：6255 - 6263.

[18] Hitchler MJ，Oberley LW，Domann FE. Epigenetic silencing of SOD2 by histone modifications in human breast cancer cells[J]. Free Radic Biol Med. 2008，45：1573 - 1580.

[19] Archer SL，Gomberg-Maitland M，Maitland ML，et al. Mitochondrial metabolism，redox signaling，and fusion：a mitochondria - ROS - HIF - 1a - Kv1.5 O2 - sensing pathway at the intersection of pulmonary hypertension and cancer[J]. Am J Physiol Heart Circ Physiol. 2008，294(2)：H570 - H578.

[20] Liu JQ，Erbynn EM，Folz RJ. Chronic hypoxia-enhanced murine pulmonary vasoconstriction：role of superoxide and gp91phox[J]. Chest. 2005，128(6 Suppl)：594S - 6S.

[21] Elmedal B，de Dam MY，Mulvany MJ，et al. The superoxide dismutase mimetic，tempol，blunts right ventricular hypertrophy in chronic hypoxic rats[J]. Br J Pharmacol. 2004，141(1)：105 - 113.

[22] Redout EM，van der Toorn A，Zuidwijk MJ，et al. Antioxidant treatment attenuates pulmonary arterial hypertension-induced heart failure[J]. Am J Physiol Heart Circ Physiol. 2010，298(3)：H1038 - H1047.

[23] Sentman ML，Granström M，Jakobson H，et al. Phenotypes of mice lacking extracellular superoxide dismutase and copper- and zinc-containing superoxide dismutase[J]. J Biol Chem. 2006；281：6904 - 6909.

［24］ Nozik-Grayck E，Suliman HB，Majka S，et al. Lung EC‐SOD overexpression attenuates hypoxic induction of Egr‐1 and chronic hypoxic pulmonary vascular remodeling［J］. Am J Physiol Lung Cell Mol Physiol. 2008；295：L422‐L430.

［25］ Ahmad M，Zhao X，Kelly MR，et al. Heme oxygenase‐1 induction modulates hypoxic pulmonary vasoconstriction through upregulation of ecSOD［J］. Am J Physiol Heart Circ Physiol. 2009；297：H1453‐H1461.

［26］ Morrell NW，Adnot S，Archer SL，et al. Cellular and molecular basis of pulmonary arterial hypertension［J］. J Am Coll Cardiol. 2009 Jun 30；54（1 Suppl）：S20‐S31.

［27］ Lu Z，Xu X，Hu X，et al. Extracellular superoxide dismutase deficiency exacerbates pressure overload-induced left ventricular hypertrophy and dysfunction［J］. Hypertension. 2008；51：19‐25.

［28］ van Deel ED，Lu Z，Xu X，et al. Extracellular superoxide dismutase protects the heart against oxidative stress and hypertrophy after myocardial infarction［J］. Free Radic Biol Med. 2008；44：1305‐1313.

［29］ Merker MP，Bongard RD，Kettenhofen NJ，et al. Intracellular redox status affects transplasma membrane electron transport in pulmonary arterial endothelial cells［J］. Am J Physiol Lung Cell Mol Physiol. 2002；282：L36‐L43.

［30］ Herst PM，Tan AS，Scarlett DJ，et al. Cell surface oxygen consumption by mitochondrial gene knockout cells［J］. Biochim Biophys Acta. 2004；1656：79‐87.

附录　综　述

细胞外超氧化物歧化酶在肺动脉
高压疾病中的研究进展

1. 肺动脉高压概述

肺动脉高压(PAH)是一种以肺血管床内膜细胞增生、中层肥厚、外膜增殖/纤维化,并有肺小动脉闭塞,肺动脉压与肺血管阻力进行性升高为主要特征,最终导致右心衰的综合征。由于其病因复杂、进展迅速、缺乏有效的治疗措施,一年死亡率可达 15%[1]。世界卫生组织(WHO)肺动脉高压的诊断标准(2005 年)为海平面、静息状态下平均肺动脉压(PAP)>25 mmHg,运动时>30 mmHg,肺血管阻力(PVR)>3 Wood单位,并且肺血管毛细嵌顿压(PCWP)≤15 mmHg。

根据最近的美国心脏病学院基金会(ACCF)/美国心脏病学会(AHA)2009 肺动脉高压专家共识[2],临床分类基本达成一致,具体分为五大类;其中特发性肺动脉高压(IPAH)是指经详细体格检查及完善实验室检查均难以发现致病病因的持续性的肺动脉压升高,并排除所有引起肺动脉高压的继发性因素,其发病率在国内外均逐年增多,成为目前研究的热点。IPAH 特征性的病理改变为肺小动脉管壁增厚,可涉及中层、内膜和外膜;并有肺小动脉闭塞、向心性内膜增厚的改变;较大的血管可有丛状损伤和偏心性内膜增厚;肺动脉管壁增厚、管腔狭窄和原位血栓共同导致肺动脉高压的形成。

目前,导致特发性肺动脉高压的病理生理机制尚未完全清楚,可能与以下几个方面有关[1](附图 1):① 肺动脉内皮细胞功能失调:包括内皮功能失调导致的肺血管收缩和舒张功能异常,内皮细胞依赖性凝血和纤溶系统功能异常;② 血管壁平滑肌细胞钾离子通道缺陷,钙超载;③ 肺动脉重构。总之是多种因素的作用最终导致血管收缩、血管重建和原位血栓形成,最终产生 IPAH 的血流动力学异常和病理改变。

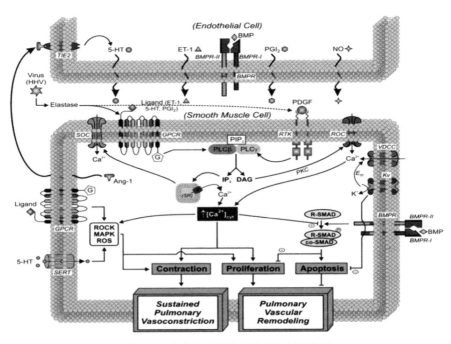

附图 1 肺动脉高压病理生理机制示意图

2. 氧化还原反应与超氧化物歧化酶在肺动脉高压疾病中的认识

氧化还原反应学说认为,活性氧(ROS)是慢性缺氧肺血管收缩与血管重构的上游信号。目前,已经初步阐明 ROS 通过调控 RhoA/ROCK 细胞通路、蛋白激酶 C(PKC)细胞通路,介导电压门控钾通道(Kv)、TRPC(经典瞬时受体电位通道蛋白)与 L 形钙通道导致细胞外钙内流增加,或者细胞钙敏感性增加,肺动脉收缩并启动肺动脉血管重构,导致肺动脉高压(附图 1)。超氧化物歧化酶(SOD)是机体内存在的主要的抗氧化酶之一,其功能是催化超氧阴离子生成过氧化氢(附图 2)[3]。由于超氧阴离子为 SOD 催化分解,凸显 SOD 功能至关重要。例如,ROS 的这种肺血管收缩反应可以被外源性 SOD 类似剂缓解[4]。并且,Tempol 与 EUK-134(SOD 类似剂)均可改善慢性缺氧与 MCT 诱导的肺动脉高压与右室心肌肥厚及纤维化[5]。而气管内给予人重组 SOD 可以降低 PPHN 模型与 MCT 诱导的肺动脉压,遏制肺血管重构[6,7]。

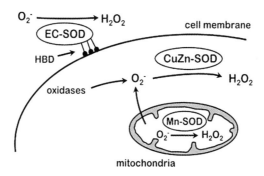

附图 2　三个 SOD 亚型细胞定位及功能示意图

3. 细胞外超氧化物歧化酶在肺动脉高压疾病中的研究进展

细胞外超氧化物歧化酶共分为 SOD1、SOD2 与 SOD3,其中,细胞

外超氧化物歧化酶(SOD3)早在 1982 年就被发现,其表达位置不同于
SOD1 与 SOD2(附图 2)[3],主要由血管平滑肌细胞生成并分泌到细胞外
的基质中,结合在血管内皮细胞表面与细胞外基质的聚阴离子上,如肝
素与硫酸乙酰肝素(HBD)等;另有小部分游离在血液中。另外,三种
SOD 表达水平也存在物种及脏器差异。在大多数组织,SOD3 表达水平
仅占总 SOD 的 5% 比例,但在血管与肺脏大量表达,例如在小鼠主动
脉,SOD3 表达水平甚至达到总 SOD 的 30% ~ 50% 比例[8],人也类
似[9]。因而 SOD3 被认为是肺脏及血管最重要的抗氧化酶之一,在心血
管及肺疾病中备受关注[10]。

最近流行病学研究及荟萃分析发现,细胞外超氧化物歧化酶
R231G 单核苷酸多态性(SNP)致 SOD3 酶活性下降,丧失血管保护作
用,与高血压、缺血性心脏病、严重的冠心病及心肌梗死密切相关[11]。
另外,在小鼠缺氧肺动脉高压模型[12,13]、大鼠野百合碱(MCT)皮下注射
与慢性缺氧诱导的肺动脉高压模型[5,14]、羔羊主肺动脉分流肺动脉高压
模型[15],以及肺动脉高压患者中[16],肺组织或肺动脉 SOD3 与/或
SOD2 表达水平及活性下降。而且,进一步研究证实 SOD3 过度表达可
以改善小鼠低氧方法[17]与大鼠野百合碱皮下注射诱导的肺动脉高
压[6];并且 SOD3 过度表达也可以改善争光霉素诱导的肺损伤[18]。

我们近期的研究发现类似的结果,SOD3 基因突变大鼠皮下注射野
百合碱导致肺动脉压进一步升高,具体表现为肺动脉中层明显增厚、肌
化血管增多、严重的右心肥厚。腹腔注射 SOD 类似剂(MnTMPyP)3 周
明显降低肺动脉压,改善肺动脉血管重构。另外,升高的 ROS 导致局部
细胞外基质 SOD3 结合减少,抗氧化能力进一步下降;而 SOD3 可特异
性地结合血管与肺组织 1 型及 4 型胶原,防止胶原氧化碎片形成,抑制
炎症反应[19]。这些研究均表明 SOD3 主要是通过减少肺血管 ROS 的
大量堆积,从而遏制肺动脉高压发生发展。

SOD3 通过灭活细胞外超氧阴离子,保护 NO 生物多效性,被认为是 SOD3 保护血管的另一个重要机制(附图 3)[3]。免疫细胞化学定位研究证实 SOD3 位于血管内皮细胞与平滑肌细胞之间,而 NO 必须弥散通过这些部位,进入平滑肌细胞,达到舒张血管平滑肌作用[10]。局部高浓度 SOD3 可以降低超氧阴离子,保护 NO 功能。而且,最近研究认为 NO 生成调节与 SOD3 表达水平总是紧密联系在一起,NO 可能通过 cGMP/PKG 或者 P38 - MAPK 依赖性信号通路正向调节 SOD3 表达水平[10,20]。

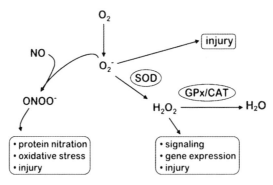

附图 3　组织氧化应激损伤示意图

最近研究发现,在肺炎与肺纤维化动物模型中,白介素-1 等生物活性因子激活炎症细胞,大量生成 ROS,导致肺血管内皮细胞损伤[21];而 SOD3 转基因小鼠表现为 SOD3 表达水平升高,一方面抑制炎症反应、另一方面下调 TGF-β1 活性,减少肺纤维化[22]。其抗炎症反应机制可能是 SOD3 结合在细胞外基质上并避免其氧化形成炎症趋化因子生成,抑制炎症反应[19,23]。另外,最近研究认为 SOD3 本身即是重要的抗炎症/纤维化因子,保护肺组织及肺血管[24]。

4. 展望

SOD3 可能还有其他更多、更重要的途径参与肺动脉高压的形成和防护,例如:通常认为过氧化氢是一个重要的 ROS,由于易于进入细胞,较超氧阴离子更具细胞毒性,在细胞增殖中发挥关键作用;并且过氧化氢也可导致肺小动脉持久的收缩[25]。然而,部分研究认为,SOD 保护肺动脉血管重构独立于过氧化氢的细胞毒性;最近研究还发现,FHR 及肺动脉高压患者普遍存在肺动脉内皮及平滑肌细胞 SOD2 基因外源性甲基化现象,这种甲基化现象与 DNA 甲基转移酶及组蛋白脱乙酰酶等相关,并有肺动脉特异性[26]。进一步研究将丰富对 SOD3 作用机制及重要性的认识,对于更有效干预肺动脉高压具有重要意义。

参考文献

［1］ Archer SL，Weir EK，Wilkins MR. Basic science of pulmonary arterial hypertension for clinicians：new concepts and experimental therapies［J］. Circulation. 2010；121(18)：2045 – 2066.

［2］ McLaughlin VV，Archer SL，Badesch DB，et al. ACCF/AHA 2009 expert consensus document on pulmonary hypertension：a report of the American College of Cardiology Foundation Task Force on Expert Consensus Documents and the American Heart Association developed in collaboration with the American College of Chest Physicians；American Thoracic Society，Inc.；and the Pulmonary Hypertension Association［J］. J Am Coll Cardiol. 2009；53(17)：1573 – 1619.

［3］ Faraci FM，Didion SP. Vascular protection：superoxide dismutase isoforms in the vessel wall［J］. Arterioscler Thromb Vasc Biol. 2004；24(8)：1367 – 1373.

［4］ Liu JQ，Zelko IN，Erbynn EM，et al. Hypoxic pulmonary hypertension：role of superoxide and NADPH oxidase (gp91phox)［J］. Am J Physiol Lung Cell Mol Physiol. 2006；290(1)：L2 – L10.

［5］ Elmedal B，de Dam MY，Mulvany MJ，et al. The superoxide dismutase mimetic，tempol，blunts right ventricular hypertrophy in chronic hypoxic rats[J]. Br J Pharmacol. 2004；141(1)：105 – 113.

[6] Kamezaki F，Tasaki H，Yamashita K，et al. Gene transfer of extracellular superoxide dismutase ameliorates pulmonary hypertension in rats[J]. Am J Respir Crit Care Med. 2008；177：219 – 226.

[7] Lakshminrusimha S，Russell JA，Wedgwood S，et al. Superoxide dismutase improves oxygenation and reduces oxidation in neonatal pulmonary hypertension[J]. Am J Respir Crit Care Med. 2006；174(12)：1370 – 1377.

[8] Fukai T，Siegfried MR，Ushio – Fukai M，et al. Modulation of extracellular superoxide dismutase expression by angiotensin II and hypertension[J]. Circ Res. 1999；85：23 – 28.

[9] Landmesser U，Merten R，Speikermann S，et al. Vascular extracellular superoxide dismutase activity in patients with coronary artery disease. Relation to endothelium-dependent vasodilation[J]. Circulation. 2000；101：2264 – 2270.

[10] Fattman CL，Schaefer LM，Oury TD. Extracellular superoxide dismutase in biology and medicine[J]. Free Radic Biol Med. 2003；35(3)：236 – 256.

[11] Juul K，Tybjaerg-Hansen A，Marklund S，et al. Genetically reduced antioxidative protection and increased ischemic heart disease risk：the Copenhagen City Heart Study[J]. Circulation. 2004；109：59 – 65.

[12] Waypa GB，Marks JD，Mack MM，et al. Mitochondrial reactive oxygen species trigger calcium increases during hypoxia in pulmonary arterial myocytes[J]. Circ Res. 2002；91：719 – 726.

[13] Waypa GB，Guzy R，Mungai PT；et al. Increases in mitochondrial reactive oxygen species trigger hypoxia-induced calcium responses in pulmonary artery smooth muscle cells[J]. Circ Res. 2006；99：970 – 978.

[14] Redout EM，van der Toorn A，Zuidwijk MJ，et al. Antioxidant treatment attenuates pulmonary arterial hypertension-induced heart failure[J]. Am J Physiol Heart Circ Physiol. 2010；298(3)：H1038 – H1047.

[15] Sharma S, Grobe AC, Wiseman DA, et al. Lung antioxidant enzymes are regulated by development and increased pulmonary blood flow[J]. Am J Physiol Lung Cell Mol Physiol. 2007; 293(4): L960 – L971.

[16] Archer SL, Marsboom G, Kim GH, et al. Epigenetic Attenuation of Mitochondrial Superoxide Dismutase 2 in Pulmonary Arterial Hypertension. A Basis for Excessive Cell Proliferation and a New Therapeutic Target[J]. Circulation. 2010; 121(24): 2661 – 2671.

[17] Nozik – Grayck E, Suliman HB, Majka S, et al. Lung EC – SOD overexpression attenuates hypoxic induction of Egr – 1 and chronic hypoxic pulmonary vascular remodeling[J]. Am J Physiol Lung Cell Mol Physiol. 2008; 295: L422 – L430.

[18] Bowler RP, Nicks M, Warnick K, et al. Role of extracellular superoxide dismutase in bleomycin-induced pulmonary fibrosis[J]. Am J Physiol Lung Cell Mol Physiol. 2002; 282: L719 – L726.

[19] Petersen SV, Oury TD, Ostergaard L, et al. Extracellular superoxide dismutase (EC – SOD) binds to type I collagen and protects against oxidative fragmentation[J]. J Biol Chem. 2004; 279(14): 13705 – 13710.

[20] Fukai T, Siegfried MR, Ushio-Fukai M, et al. Regulation of the vascular extracellular superoxide dismutase by nitric oxide and exercise training[J]. J Clin Invest. 2000; 105(11): 1631 – 1639.

[21] Hodge DR, Xiao W, Peng B, et al. Enforced expression of superoxide dismutase 2/manganese superoxide dismutase disrupts autocrine interleukin – 6 stimulation in human multiple myeloma cells and enhances dexamethasone-induced apoptosis[J]. Cancer Res. 2005; 65: 6255 – 6263.

[22] Rabbani ZN, Anscher MS, Folz RJ, et al. Overexpression of extracellular superoxide dismutase reduces acute radiation induced lung toxicity[J]. BMC Cancer. 2005; 5: 59 – 72.

[23] Ahmed MN, Suliman HB, Folz RJ, et al. Extracellular superoxide

dismutase protects lung development in hyperoxia-exposed newborn mice
[J]. Am J Respir Crit Care Med. 2003；167(3)：400 – 405.

[24] Jun S，Fattman CL，Kim BJ，et al. ecSOD Allele-specific effects on
asbestos-induced fibroproliferative lung disease in mice[J]. Free Radic Biol
Med. 2011 Mar 12. [Epub ahead of print]

[25] Pourmahram GE，Snetkov VA，Shaifta Y，et al. Constriction of pulmonary
artery by peroxide：role of Ca^{2+} release and PKC[J]. Free Radic Biol Med.
2008；45：1468 – 1476.

[26] Hitchler MJ，Oberley LW，Domann FE. Epigenetic silencing of SOD2 by
histone modifications in human breast cancer cells[J]. Free Radic Biol Med.
2008；45：1573 – 1580.

英文缩略词表

缩略词	英 文 全 拼	中 文 说 明
PAH	Pulmonary arterial hypertension	肺动脉高压
AHA	American Heart Association	美国心脏病协会
WHO	World Health Organization	世界卫生组织
ROS	Ractive oxygen species	活性氧簇
PVR	Pulmonary vascular resistance	肺血管阻力
NO	Nitrogen oxide	一氧化氮
MCT	Monocrystalline	野百合碱
CAT	Catalase	过氧化氢酶
FHR	Fawn hooded rat	蒙面大鼠
ACCF	American College of Cardiology Foundation	美国心脏病学院联合会
PPHN	Persistent pulmonary hypertension of the newborn	新生儿持续性肺动脉高压
VEGF	Vascular endothelial growth factor	血管内皮生长因子
PAF	Platelet-activating factor	血小板活化因子
MAPK	Mitogen activated protein kinase	丝裂原激活的蛋白激酶
BCL-2	B-cell lymphoma/Leukemia-2	B细胞淋巴瘤/白血病-2
TBARS	Thiobarbituric acid reactive substances	丙二酰硫脲反应物

HIF - 1a	Hypoxia inducible factor - 1a	缺氧诱导因子- 1a
NADPH	Nicotinamide adenine dinucleotide phosphate hydrogen	还原型烟酰胺腺嘌呤二核苷酸磷酸
Kv1.5	Voltage-dependent K^+ channel	电压依赖性钾通道 1.5
H_2O_2	Hydrogen peroxide	过氧化氢
MDA	Malondialdehyde	丙二醛
SiRNA	Small interfering RNA	小干扰 RNA
HBD	Heparin-binding domain	类肝素结合域
WT	Willd type	野生型小鼠
KO	Knock out	基因敲除小鼠
SHAM	Sham surgery	假处理
SS	Salt sensitive	盐敏感性
ENU	Ethylnitrosourea	乙基亚硝基脲
PMSF	Phenylmethyl sulfonyfluoride	苯甲基磺酰氟
NM	Non-muscularized arterioles	未肌化型血管
PM	Partially muscularized arterioles	部分肌化型血管
FM	Fully muscularized arterioles	完全肌化型血管
SDS	Sodium dodecyl sulphate	十二烷基硫酸钠
PBS	Phosphate buffered saline	磷酸缓冲液
TEMED	Tetramethylenediamine	四甲基乙二胺
PAGE	Polyacrelamide gel electropheresis	聚丙烯酰胺凝胶电泳
HE	Hematoxylin and eosin	苏木精-伊红
WGA	Wheat germ agglutinin	麦胚凝集素
FITC	Fluorescein isothiocyanate	异硫氰酸荧光素
SOD2	Mitochondrial manganese superoxide dismutase	线粒体锰超氧化物歧化酶
SOD3	Extracellular superoxide dismutase	细胞外超氧化物歧化酶
SOD1	Copper/zinc-containing superoxide dismutase	铜/锌超氧化物歧化酶
PDGF	Platelet-derived growth factor	血小板源性生长因子

后 记

逝者如斯，不知不觉三个春秋飞逝殆尽。时值本文完成之际，回首三年中的日日夜夜、点点滴滴，受益颇多、意味隽永。这期间，得到的、失去的、渴望的、拥有的……太多又太匆匆，匆匆得让我留下了太多的不舍与感谢。

衷心感谢尊敬的导师胡大一与徐亚伟教授。胡教授您用严谨的治学态度、广博的专业知识、与时俱进的求学精神、高瞻远瞩的学术思想，让学生深刻体会着"大医精诚、厚德载物"的真正内涵。三年过去了，我时刻感动着先生对医学事业的满腔热忱和孜孜不倦的敬业精神，您的言传身教一直鼓励着学生在通往医学高峰的道路上，做一个敬业求是、埋头实干、不畏艰难、勇于超越的行医人。导师与榜样的力量，早已超越了对学业和事业的引领，与您及我们这个团队共同"坚持与奋斗"的这三年，更是使我深刻地感悟着为医的六字箴言——"自省"、"专注"和"慈悲"。在自省之中，是内化的自我审视、精神独立；在专注之中，有勤奋，有不断探究问题的精神，还有对病人的关注度；在慈悲之中，是对医生这个职业的理解，对病人、对生命的态度。感谢导师为学生前进的路途始终点亮着一盏明灯。

尤其衷心感谢心内科徐亚伟教授。您用正直宽容、严以律己、宽以待人的人格魅力,向学生身体力行地阐释了"为人师表"的具体含义,时刻提醒学生传承认真负责的工作态度和健康积极的生活与工作理念。在临床实习过程中,感谢徐主任给予了我很多宝贵的锻炼机会并循序渐进、慷慨无私地与学生分享了老师多年的工作经验,帮助后辈在临床实践中稳健、高效地打好基础。在生活中,您像亲人一样,关心我、帮助我、鼓励我。在我心绪的峰谷之间总有主任和煦的笑容与坚定的支持相伴。徐亚伟教授忙碌之时,仍心系着学生的学习生活,嘘寒问暖,让远在千里之外的我时常能感受到来自同济心内科大家庭带给我的温暖和欢声笑语,毕业后我将真正融入心内科这个大家庭,非常感谢并珍惜与徐亚伟教授及各位前辈同仁继续并肩奋战的机会。

衷心感谢美国明尼苏达大学陈英杰教授两年来给予我的无私帮助和关怀。在学术上,陈教授是位严谨、渊博的老师,带领我走进基础研究的殿堂,耐心地为我解答每一个我在课题设计与实验中遇到的问题。如果说我在学术上有一点点收获的话,我想这和陈教授的谆谆教导、不厌其烦是分不开的。从课题的开题到完稿,这篇论文的每个细节,都离不开教授的细心指导和精心批阅。教授的意见总是切中要害,令我茅塞顿开、受益匪浅。在此,向陈教授献上我最诚挚的感谢和祝福!

衷心感谢李觉老师在流行病学课题设计与数据处理过程中给予的精心指导与耐心帮助。

衷心感谢李伟明主任、夏嫒珍主任、于学靖处长及其他所有心内科老师对我的支持与热心帮助。"桃李无言,下自成蹊",感谢前辈们的艰苦奋斗与无私奉献,为我们创建了一流的学习平台,祈望今后能有结草衔环之机会以报涓涓师恩。

衷心感谢实验室各位老师同仁及同门魏毅东、侯磊、车文良、周志文、李宪凯、王勇、刘伟静、陈舜娟、宋静、李秀梅等在学习和工作中给予我的关心和帮助。我们并肩一起走过的风雨历程,我们相互勉励、共同进取的日子,我们共同探讨论文的结构构思、材料搜集到遣词造句,我们共同体会求学路上的酸甜苦辣,这段转瞬即逝却生机盎然的美好时光,必将成为我人生记忆中的宝贵财富。再次感谢大家的相遇和陪伴。

焉得谖草,言树之背。一直特别感谢我的爸爸妈妈,他们给予了我努力前进的不竭动力,没有他们的关怀、帮助和支持,我不可能完成这份学业,是他们教会我如何做人,如何做一名好医生,他们伟大而无私的爱是我今生最珍贵的财富。养育之恩,难以回报。瞑揖默谢的每个当下,都非常庆幸有你们来分享我短短一生中每个面临选择和转折的瞬间!

感谢每一个帮助与关心过我的人。

最后,我将一颗感恩的心和对未来的憧憬送给我即将告别的校园,离开您的培养和扶持,我终将一事无成。校园景色四季更迭,岁月的脚步依然匆匆,我会永远铭记和眷念这片曾经留下自己滴滴汗水和深深脚印的热土,并把每一份关怀,每一份勉励铭记、珍藏于心!

真诚期待你们的下一次教诲。

上海,黄浦江畔,愿岁月静好,诸位安康!

徐大春